Fenja Eiben

Unsere Heilkräuter

Das verlorene Wissen um die heimische Heilpflanzen Apotheke

Aus Garten & Natur

Was Sie in diesem Buch finden

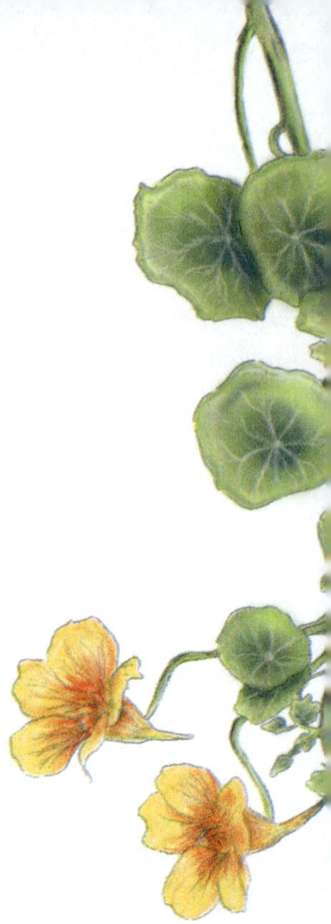

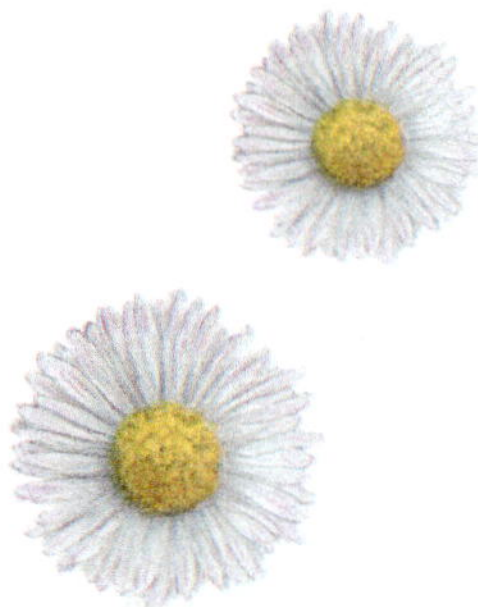

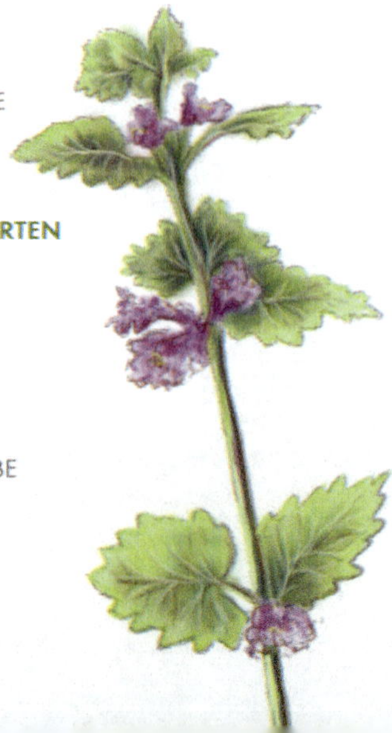

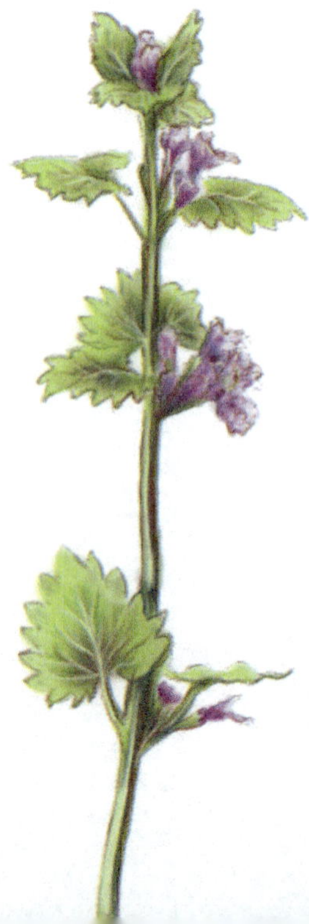

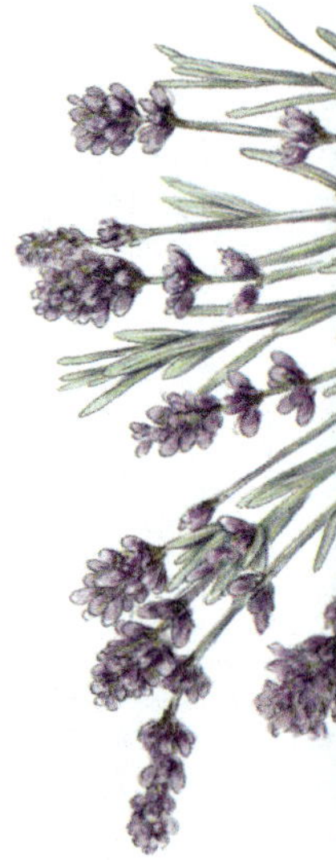

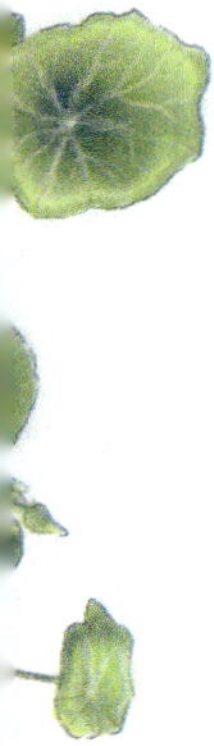

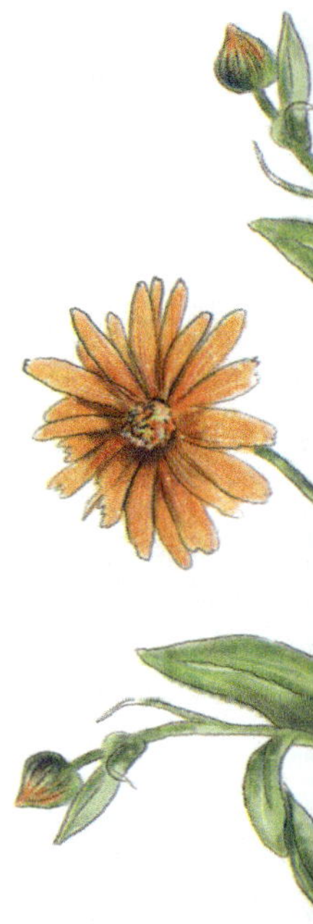

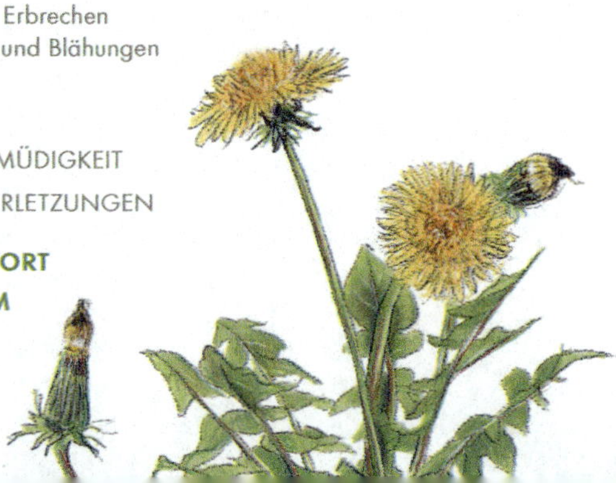

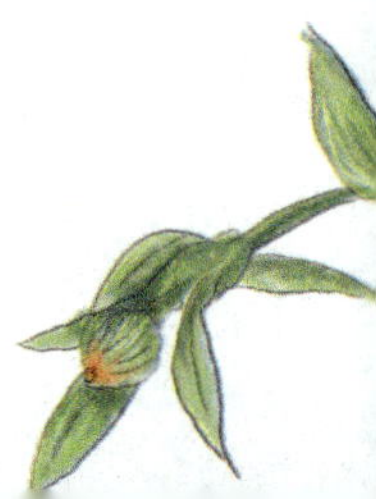

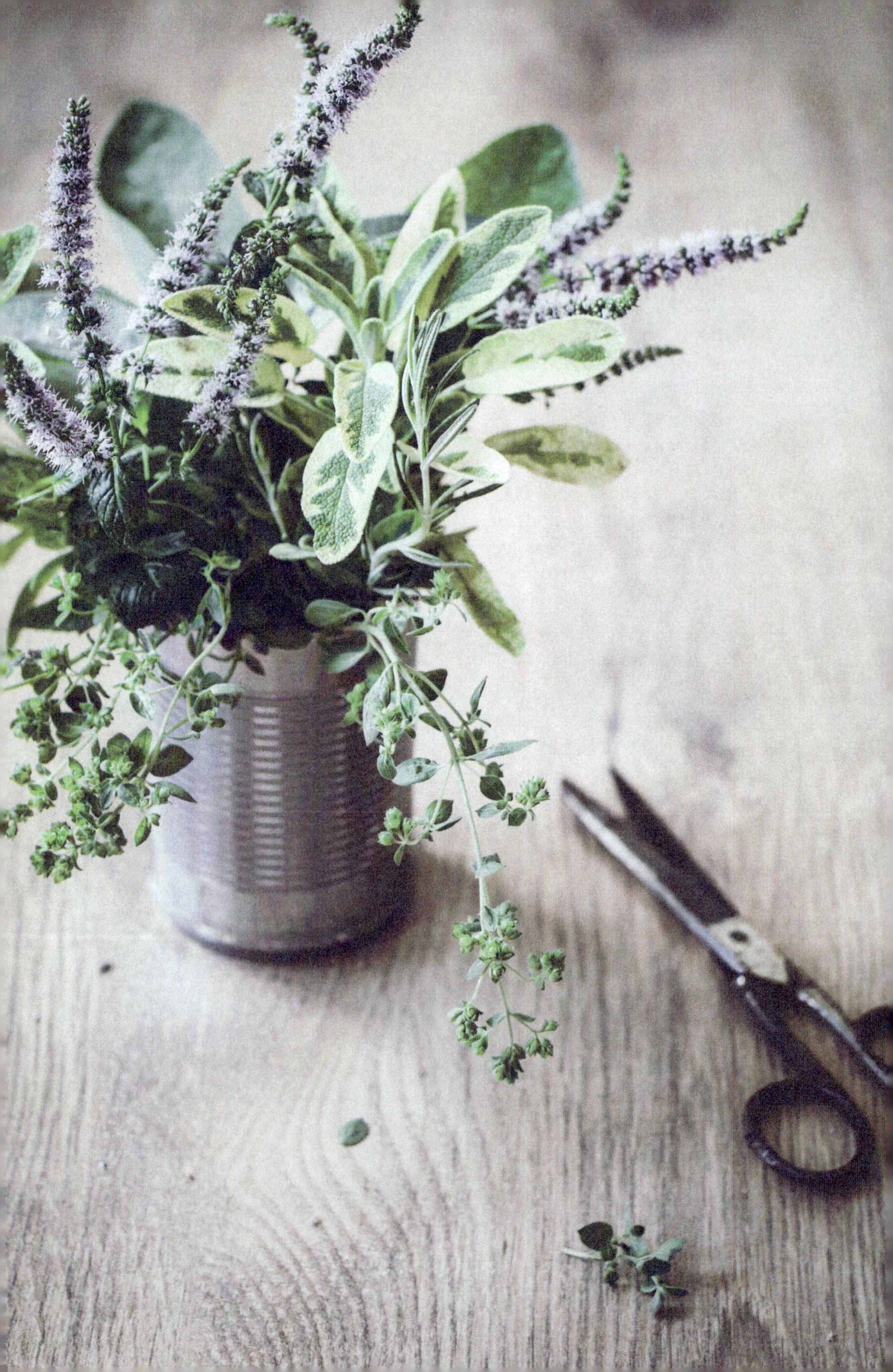

Heilkräuter – das Metier der Pflanzenheilkunde

Die Naturheilkunde ist ein breit gefächertes Gebiet. Zu ihr gehören unter anderem auch die Traditionelle Chinesische Medizin, die Aromatherapie, die Homöopathie, Bachblüten-Therapie und natürlich die Phytotherapie (Behandlung mit Pflanzen). Letztere stellt weit mehr als nur eine reine Kräuterheilkunde dar. Mehr Menschen denn je sind heute auf der Suche nach Alternativen zur herkömmlichen Schulmedizin. Dabei entdecken viele Menschen auch wieder ihre Eigenverantwortung und möchten sich nicht länger als hilflose Patienten empfinden, sondern ganzheitlich wahrgenommen und behandelt werden. Die sichere Anwendung von Heilpflanzen, insbesondere von Heilkräutern, die zum Teil über die Apotheken bezogen, zum Teil sogar selbst angebaut und/oder geerntet werden können, kann Ihnen dabei helfen, die Verantwortung für Ihre Gesundheit wieder selbst zu übernehmen. Dabei lernen Sie nicht nur eine Menge über die einzelnen Pflanzen, deren Wirkweisen und Anwendungsmöglichkeiten, sondern auch über Ihren Körper und über sich selbst.

Die Beschäftigung mit dem eigenen Körper als Spiegel der Seele, seine fantastischen Regenerationsfähigkeiten und Funktionsweisen macht aus Ihnen einen aktiven Patienten, der nicht bei jedem Schnupfen zur Tablette greift, sondern weiß, wie er sich selbst helfen kann.

Wenn Sie anfangen, sich für die Anwendung von Heilpflanzen zu interessieren, kann dies der Beginn einer langen Reise sein: einer Reise, die Sie weit über den eigenen Tellerrand hinausschauen lässt. Sie werden merken, dass auch das, was Sie essen und trinken, einen Einfluss auf Ihre Gesundheit hat und sich mehr und mehr ebenso für die Herkunft und Qualität Ihrer Nahrungsmittel interessieren.

Denn wie einst schon Hippokrates, der Urvater der Medizin, sagte:

„Lasset eure Nahrungsmittel eure Heilmittel sein und eure Heilmittel eure Nahrungsmittel."

Heilen mit Pflanzen – ein uraltes Mysterium

Die Menschen der Vorzeit kannten noch keinen wesentlichen Unterschied zwischen Nahrungs- und Heilmitteln. Durch das Verhalten wilder Tiere, aber auch anhand eigener Erfahrungen lernten sie jedoch im Laufe der Zeit, welche Kräuter und Pflanzenbestandteile essbar oder gar heilkräftig waren und welche nicht. Während der Urmensch die Heilkraft mancher Kräuter ihren innewohnenden Seelenkräften zuschrieb, wissen wir heute um die Inhalts- und Wirkstoffe vieler Heil- und Giftpflanzen Bescheid.

Die ersten in schriftlicher Form festgehaltenen Empfehlungen über die Anwendung diverser Kräuter zu Heilzwecken stammen aus dem alten Mesopotamien. Diese Berichte und Kräuterbeschreibungen der Sumerer sind mehr als 5.000 Jahre alt, waren auf Platten aus Ton geschrieben und wurden erst von einigen Jahren entdeckt.

Verwendet wurden schon damals meist Wurzeln, Baumrinden, verholzte Pflanzenstängel sowie Blätter und Blüten vieler Pflanzen.

Bis heute hat sich daran kaum etwas geändert. Denn noch heute werden in der Natur- und Volksheilkunde sämtliche genannten Pflanzenteile zu Heilzwecken verwendet.

In diesem Buch erfahren Sie unter anderem, wie auch Sie die einzelnen Pflanzen sicher bestimmen sowie Pflanzenteile ernten, verwenden und lagern können. Sie lernen außerdem die vielfältigen Wirkweisen und Einsatzmöglichkeiten bestimmter Pflanzen und deren Pflanzenteile kennen.

Sie erhalten wertvolle Tipps für den Aufbau Ihrer eigenen kleinen Hausapotheke, die die wichtigsten Heilkräuter wie Brennnessel, Holunderblüten, Johanniskraut, Lindenblüten, Salbei, Schafgarbe, Spitzwegerich, Weidenrinde und andere Kräuter enthalten sollte. Doch zuvor gibt es noch ein wenig Geschichte zu der Entwicklung der Natur- und Pflanzenheilkunde, die bis heute für Mensch und Tier von unschätzbarer Bedeutung ist.

Die Verwendung von Heilkräutern: von der Frühgeschichte bis zur Antike

Im alten China waren bereits vor mehr als 3.000 Jahren etliche Heilpflanzen, deren Anwendung und Anbau bekannt.

Der damaligen Kaiser Shen-nung soll sogar das weltweit erste Heilkräuterbuch verfasst haben: Ganze 365 Heilmittel, davon 239 Pflanzen und deren Anwendung sollen hier aufgelistet und detailliert dokumentiert sein.

Der Legende nach ist auch das Trinken von Tee, - ob als Genussmittel oder zu Heilzwecken - ebenfalls dem kräuterkundigen Kaiser Shen-nung zu verdanken.

Ob herrlich duftende Zimthölzer, erfrischendes Kampferholz, chinesischer Rhabarber, die Rinde des Maulbeerbaumes oder andere geheimnisvolle Pflanzendrogen: Der Heilpflanzenkatalog des Kaisers Shen-nung könnte es wohl mit jedem Heilpflanzenbuch heutiger Zeit aufnehmen.

Im alten Ägypten waren ebenfalls recht früh Heilkräuter und Pflanzendrogen bekannt. Sie wurden nicht nur zum Einbalsamieren verwendet, sondern dienten auch als Gewürze sowie als Basis für Salben, Öle und Emulsionen.

In der Zeit des Pyramidenbaus soll beispielsweise der Knoblauch als Heilmittel regelrecht verehrt und von den Pyramidenbauern täglich verzehrt worden sein. Angeblich ließ der Pharao Cheops, nach welchem die berühmte Cheops-Pyramide benannt wurde, sogar eine Zehe dieser oft hart umkämpften Wunderknolle in die höchste Pyramide mit einbauen.

Auch den Lavendel kannte man schon im alten Ägypten und verwendete ihn zum Räuchern für religiöse Riten. Die einbalsamierten Toten wiederum wurden häufig mit lavendelgetränkten Leinentüchern bedeckt, was die Mumifizierung zusätzlich unterstützte. Die alten Ägypter waren seinerzeit sogar schon in der Herstellung ätherischer Öle bewandert, die noch heute – beispielsweise in der Aroma-Therapie – vielfach Verwendung finden.

Ein weiteres Heilkraut, welches im alten Ägypten verehrt wurde, ist der Rosmarin. So gab man den Toten oft einige Rosmarinzweige mit, deren starker Duft sie auf ihrer Reise begleiten sollte.

Auch der Salbei war den Ägyptern damals schon als Heilpflanze bekannt. Er wurde von ihnen bei ansteckenden Krankheiten, Zahnschmerzen, aber auch zur Behandlung der Unfruchtbarkeit bei Frauen eingesetzt. Neben weiteren Pflanzen wie dem erwähnten Rosmarin und Knoblauch zählt auch der Salbei zu den Pflanzen, die für die Einbalsamierungszeremonie verwendet wurden und Teil einer speziellen Mischung waren.

Die indische Kräutermedizin – als Teil des traditionellen Heilsystems Ayurveda, der Wissenschaft des Lebens – zeigt sehr deutlich, dass Krankheiten und das Heilen mit Kräutern sowohl einen spirituellen bzw. religiösen als auch einen medizinischen Aspekt in sich tragen. Zudem werden im Ayurveda Kräuter – ähnlich wie in der Traditionellen Chinesischen Medizin, kurz TCM – auch als Bestandteil der natürlichen Ernährung empfohlen. Denn ihnen werden nicht nur heilende, sondern auch Krankheiten vorbeugende Eigenschaften zugeschrieben.

Indien ist heute das Land mit dem weltweit umfangreichsten Anbau an medizinisch wirksamen Heilpflanzen.

Die alten Griechen, – allen voran Aristoteles und sein Schüler Theophrastos von Eresos – waren im 3. Jahrhundert vor Christus als große Lehrer und Naturforscher bekannt. Theophrast wird sogar noch heute als der Begründer der wissenschaftlichen Botanik verehrt. Unter anderem beschäftigte er sich jedoch auch mit Heil- und Würzkräutern, deren Anbau, Pflege und Vermehrung.

Als „Vater der wissenschaftlichen Medizin" ist Hippokrates von Kos (ca. 460-370 v. Chr.) bekannt geworden. Er verordnete unter anderem Bader, Massagen, Kräuter, Diäten und Fastenkuren als therapeutische Maßnahmen zur Behandlung von Krankheiten. Außerdem vereinte er Schulmedizin und Naturheilkunde in einer Art und Weise wie wohl kein anderer jemals vor und nach ihm. Auch behandelte er die Psyche des Kranken stets mit und verfasste mehrere Werke zu den unterschiedlichsten Themen rund um die Behandlung von Krankheiten.

Eines seiner bekanntesten Werke trägt den Titel: „Über den Einfluss der Umwelt auf die Gesundheit" und zeigt, wie sehr das Wohlbefinden eines Menschen auch von der Umgebung abhängt, in welcher dieser lebt.

Im Römischen Reich galten die Ärzte Dioskurides und Galenius als große Heilkundige ihrer Zeit. Galenius gilt als Urheber der Pflanzenheilkunde und Viersäftelehre, die im Mittelalter großes Ansehen genoss. Dioskurides verfasste im 1. Jahrhundert nach Christus eine umfangreiche, aus fünf Büchern bestehende Materia Medica. Diese galt als das wichtigste Werk seiner Zeit und enthielt mehr als 1.000 Naturheilmittel aus dem Pflanzen-, Tier- und Mineralreich. Selbst noch heute wird dieses eindrucksvolle Werk von Autoren und Naturheilkundlern gern zu Studienzwecken herangezogen.

Neben den in der Antike bekannten Heilkräutern kamen auch verschiedene Harze, Mineralien und weitere natürliche Stoffe zum Einsatz.

Nicht selten wurden die Räume bei Krankheit mit speziellen Kräutern ausgeräuchert, - sowohl aus medizinischen als auch aus spirituellen Gründen.

Viele Kräuter, die in der Antike gebräuchlich waren, stammten ursprünglich aus anderen Ländern und Kontinenten.

So gab es auch in Europa schon damals mediterrane, arabische und aus Asien stammende Kräuter und Heilpflanzen.

Unter anderem wurden seinerzeit wohl folgende Kräuter am häufigsten verwendet:

Beinwell

Plinius der Ältere und Dioskurides empfahlen den Beinwell (lat. Symphytum) bei stumpfen Verletzungen, Quetschungen und zur Wundbehandlung. Noch heute wird der Beinwell bei Knochenverletzungen empfohlen und meist in Form einer Salbe, aber auch als homöopathisch wirksame Globuli eingesetzt.

Dost / Oregano

Dioskurides sah im Dost ein wärme- und verdauungsförderndes Heilkraut, während Hippokrates den Dost zur Förderung der Wehen und Geburtseinleitung empfahl.

Kamille

In der Antike wurde die Kamille vor allem als Heilkraut zum Harn- und Steintreiben verwendet. Andere Anwendungsgebiete waren schon zu Zeiten Dioskurides schmerzhafte Blähungen und typische Frauenleiden. Die entkrampfende, entzündungswidrige und antibakterielle Wirkung der echten Kamille ist mittlerweile hinreichend belegt.

Knoblauch

Knoblauch war damals wie heute als wurm- und harntreibendes Mittel bekannt. Auch bei Zahnschmerzen wurde er den Überlieferungen zufolge von Dioskurides häufig eingesetzt.

Die gesundheitlichen Vorteile dieser Knolle sind mittlerweile längst durch zahlreiche Studien bestätigt worden.

Lavendel

Der Lavendel diente schon in der Antike zur Beruhigung der Nerven. Daneben wurde er zur Desinfizierung von Räumen - vor allem von Bädern - und zur Wunddesinfizierung benutzt.

Plinius der Ältere erforschte ausgiebig die Wirkung dieses mediterranen Gewürz-, Duft- und Heilkrauts. Er empfahl es zur Linderung von Schmerzen, insbesondere bei Nervenschmerzen, bei Frauenleiden und Magen- und Lebererkrankungen. Auch zur Linderung und Desinfektion von Insektenstichen sowie bei Wassersucht verwendete er oftmals Lavendel.

Rosmarin

Diese mediterrane Pflanze mit ihren duftenden, nadelartigen Blättern war ebenfalls bereits im Altertum bekannt. Sowohl die Römer als auch die alten Ägypter kultivierten Rosmarin. Sie verwendeten ihn unter anderem bei religiösen Zeremonien. Bei anderen Feierlichkeiten und natürlich auch als Heilkraut fand der Rosmarin ebenso vielfach Verwendung. Bei Dioskurides hieß der Rosmarinstrauch „Libanotis", wurde auch gern als Weihrauchersatz benutzt und früher fälschlicherweise sogar als „Weihrauchbaum" bezeichnet. Vor allem aufgrund seiner wärmenden und anregenden Eigenschaften war der Rosmarin damals schon ein beliebtes Heil- und Küchenkraut, welches unter anderem Salben beigefügt wurde, die der allgemeinen Kräftigung dienen sollten. Laut Dioskurides ist diese mediterrane Pflanze sogar in der Lage, die damals gefürchtete Gelbsucht zu heilen.

Salbei

Der entzündungswidrige Salbei galt in der Antike als All-Heilkraut und fand für die unterschiedlichsten Beschwerdebilder Verwendung. Oftmals wurden ihm dabei sogar magische Eigenschaften zugeschrieben. So glaubten die Römer, dass die blühende Salbeipflanze gegen magische Verwünschungen, Feuer und Unwetter schützen könne. Doch auch gefährliche Schlangenbisse wurden mit Salbei behandelt. Daher stammt wohl auch der lateinische Name „Salvia", was so viel wie „Retter" bedeutet. Die Römer Plinius, Dioskurides und weitere Ärzte der Antike empfahlen den Salbei zur Wehen- und Menstruationsförderung, bei Erkältungen und zur Behandlung bei Geschwüren. Angeblich soll Dioskurides den Salbei auch als „Abtreibungskraut" verwendet haben. Ob dies tatsächlich so der Fall war, konnte jedoch bis heute nicht eindeutig belegt werden.

Mit der Zeit erweiterte sich sowohl das Wissen um die bereits bekannten Heilpflanzen als auch um die Vielfalt der zur Verfügung stehenden Pflanzen, die zu Heilzwecken eingesetzt werden konnten.

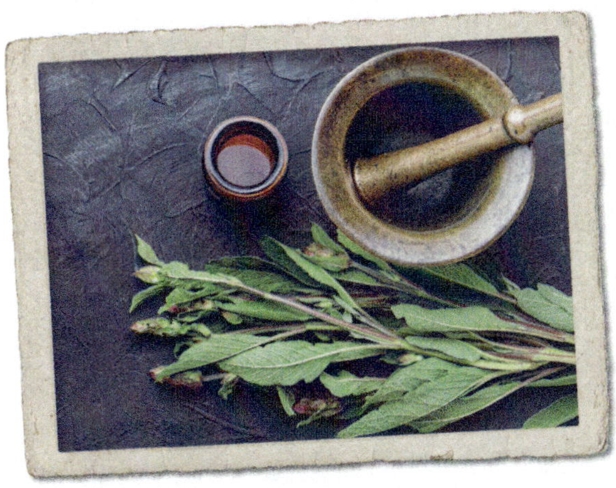

Kräuterkunde im Mittelalter

Ab dem 8. Jahrhundert waren es die Klöster, die sich – auf Geheiß Karl des Großen hin – mit dem Anbau und der Anwendung von Heilpflanzen befassten. Die in den Klöstern lebenden Mönche und Nonnen wussten um die Wirkung zahlreicher Heilkräuter und kannten den Einfluss der Ernährung auf die Gesundheit. Sie kultivierten die entsprechenden Heilpflanzen in eindrucksvollen Klostergärten, die zum Teil noch bis heute erhalten geblieben sind und bewirtschaftet werden. Fortan war der Klostergarten Teil jeder Klosteranlage und wurde in jedem Kloster nach einem bestimmten Modell angelegt. Die Erfahrungen und Kenntnisse über die einzelnen Pflanzen wurden von den Nonnen und Mönchen schriftlich festgehalten. Bekannt wurde unter anderem das „Lorscher Arzneibuch", welches als das älteste Buch über die frühmittelalterliche Klostermedizin gilt, das bis heute noch erhalten geblieben ist. Es stammt aus dem 8. Jahrhundert und wurde einst im Kloster Lorsch verfasst.

Trotz der populär gewordenen Klosterheilkunde hatte das Wissen um die Wirkung der Heilkräuter auch eine Schattenseite. Denn vielfach wurden Frauen, die andere Menschen sowie Tiere mithilfe verschiedener Kräuteranwendungen behandelten oder gar heilten, als Hexen denunziert und auf grauenvolle Weise hingerichtet.

Dabei war längst nicht jede auf dem Scheiterhaufen hingerichtete „Hexe" tatsächlich eine Heilkundige. Frauen, die jedoch über ein entsprechendes Wissen verfügten, wurden dagegen aus den fadenscheinigsten Gründen buchstäblich an den Pranger gestellt.

Somit blieb das Wissen um das Heilen mit Kräutern oftmals den Ärzten sowie Nonnen und Mönchen der Klöster vorbehalten.

Dennoch wurden viele Rezepte auch innerhalb der einzelnen Familien und Gemeinden mündlich weitergegeben. So entwickelte sich wohl in jedem Land der Erde eine eigene, auf Erfahrungen basierte Volksheilkunde, deren Überlieferungen bis heute erhalten geblieben sind.

Bis zu Gutenbergs Erfindung des Buchdrucks mussten die Kenntnisse über den Anbau und die Anwendung von Heilkräutern mündlich und handschriftlich weitergegeben werden. Mit dem Buchdruck wurde auch das Wissen um die Klostermedizin rasch weiterverbreitet. Fortan waren in vielen Bauerngärten immer öfter Heilkräuter wie Kamille, Ringelblume und Beifuß zu sehen. Daneben wurden sogenannte Apothekergärten bestellt, sodass die Apotheker ihre Kräuter für Tees, Tinkturen sowie Gesundheitsweine- und Liköre selbst anbauen konnten.

DIE ÄBTISSIN HILDEGARD VON BINGEN

Wohl eine der bedeutendsten Heilkundigen ihrer Zeit war die im Jahre 1098 geborene Äbtissin und Mystikerin Hildegard von Bingen.

Neben ihren zahlreichen Visionen wurde sie auch durch ihr Wissen als Heilkundige berühmt. Dabei empfahl und verwendetet sie nicht nur meist regional wachsende Heilpflanzen, sondern auch Steine und sogar verschiedene Metalle.

Sie verfasste etliche naturheilkundliche Schriften, – unter anderem ihr wohl bedeutsamstes Werk „Causae et Curae" (Ursache und Behandlung).

Auch die Ernährung spielte bei Hildegard von Bingen eine große Rolle und so werden bei ihr Nahrungsmittel oftmals zu Heilmitteln und umgekehrt – ganz nach Hippokrates Motto.

Daneben empfahl die Kräuterkundige Fasten und unterschiedliche Ausleitungsverfahren sowie ein Leben nach religiös-moralisch geprägten Gesichtspunkten.

In ihrem Werk „Physica" widmete sie sich dem Heilen mit Naturarzneien aus Heilpflanzen, tierischen Produkten sowie Metallen, die damals oft zu Heilzwecken verwendet wurden. In diesem in neun Teile gegliederten Werk beschrieb Hildegard von Bingen die genaue Wirkweise der einzelnen Mittel auf Körper, Geist und Seele.

Damit vereinte sie das gut erhaltene Wissen aus vergangenen Zeiten mit den Erkenntnissen, die sie aus ihren Visionen bezog.

Die Wirkung von mehr als 200 Heilpflanzen untersuchte Hildegard von Bingen. Leider konnten bisher nicht alle der von ihr angenommenen Wirkungen dieser Heilpflanzen durch Untersuchungen bestätigt werden.

Dennoch profitieren wir auch heute noch von ihrem großartigen Wissen über verschiedene Heilpflanzen und sogar Edelsteine.

Viele typische Küchenkräuter- und Gewürze kamen bei Hildegard von Bingen recht häufig zum Einsatz.

Sehr oft setzte sie Petersilie, Beifuß, Lorbeer, Kümmel und Basilikum ein. Aber auch heimische Pflanzen wie Ringelblume, Gundermann, Huflattich, Schafgarbe, Spitzwegerich und Brennnessel waren ihr bestens bekannt und wurden bei diversen Leiden angewandt. Sie beschrieb ausführlich die jeweils zum Krankenbild passende Anwendung und Herstellung verschiedener Heilkräuter-Rezepte.

Vor allem handelte es sich dabei um Tinkturen, Heilsalben, Tees, Ölauszüge, Pulver und Abkochungen sowie Aufgüsse.

Auch wenn nicht alle ihrer Empfehlungen heute wissenschaftlich belegt werden können, ist Hildegard von Bingen mittlerweile jedem bekannt, der sich mit der Kräuter- und Heilkunde des Mittelalters näher befasst.

AVIVENNA – DER GROSSE MEDICUS

Nicht erst durch den Film „Der Medicus" erlangte Abu Ali al-Huseyn Abd Allah Ibn Sina, vor allem unter dem Namen Avicenna bekannt, weltweit Berühmtheit.

Er, der seinerzeit die Kenntnisse der arabischen Medizin auch ins Abendland brachte, war im Mittelalter ein vielerorts verehrter Mediziner und Universalgelehrter. Stets sammelte er zahlreiche Schüler um sich, denen er sein umfangreiches Wissen zu vermitteln gewillt war und die er mit seinem schier unstillbaren Wissensdurst ansteckte. In seinem fünfteiligen Werk „Kanon der Medizin" dokumentierte er sein gesamtes Wissen über

Heilpflanzen, deren Wirkung und Anwendung. Das Werk vereint altbewährtes Heilkräuterwissen und medizinische Erfahrungen der alten Römer und Griechen mit dem medizinischen Wissen aus dem arabischen Raum.

DER VATER DER NATURHEILKUNDE: THEOPHRAST VON HOHENHEIM (PARACELSUS, VON 1493 BIS 1541)

Paracelsus war nicht nur an der Kräuterheilkunde interessiert, sondern beschäftigte sich auch ausgiebig mit der damals populär gewordenen Alchemie und der Astrologie. Sein Wirken basierte auf der Lehre des Hermes Trismegistos und dem Leitsatz: „Wie oben so unten, wie innen so außen."

So erweckte er unter anderem die sogenannte Signaturenlehre zu neuem Leben und hielt diese erstmals schriftlich fest. Die Signaturenlehre zeigt die geheimen Zusammenhänge zwischen Menschen, Pflanzen, Tieren und Gestirnen auf und arbeitet mit Analogien, Ähnlichkeiten und entsprechenden Zuordnungen.

Paracelsus war vor allem am Anbau und der Verwendung regional wachsender, also heimischer Heilkräuter gelegen.

Von ihm stammen daher die beiden bekannten Sätze:

"Ubi malum, ibi remedium -
Wo die Krankheit, da das Heilmittel."

"Die Dosis macht das Gift!"

Die Pflanzenheilkunde heute

Zahlreiche weitere Heilkundige wie Samuel Hahnemann (Begründer der Homöopathie), Pfarrer Sebastian Kneipp, Pfarrer Künzle und andere Heiler profitierten von dem überlieferten Wissens- und Erfahrungsschatz ihrer Vorgänger. Immer mehr in der Naturheilkunde bewanderten Männer und Frauen bereicherten die Welt mit ihrem Wissen um die unterschiedlichen Heilpflanzen, deren Wirkungen und Anwendungsmöglichkeiten.

Doch ab dem 19. Jahrhundert wurde dieses Wissen, welches größtenteils auf jahrhundertealten Erfahrungen beruhte, durch naturwissenschaftliche Forschungen auf den Prüfstand gestellt. Denn mittels entsprechender Labor-Technik und deren Möglichkeiten konnten auf einmal einzelne Bestandteile von Pflanzen isoliert und analysiert werden.

Dem Arzt Dr. Rudolf Fritz Weiss ist die Gründung des ersten Lehrstuhls für eine auf Pflanzen basierte Therapie - der Phytotherapie - zu verdanken. Von da an bis heute wuchs das Ansehen der Pflanzenheilkunde zusehends und immer mehr Pflanzen bzw. ihre teils giftigen Inhaltsstoffe dienten und dienen als Basis für allopathische oder naturheilkundliche Medikamente.

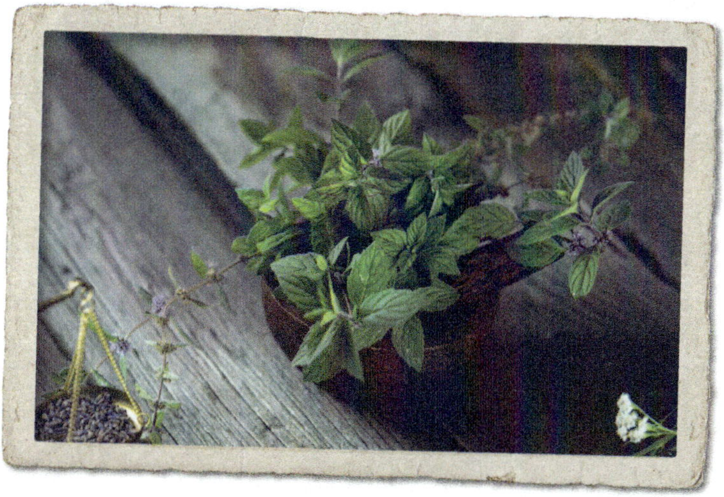

Ein sehr bekanntes Beispiel ist das allseits bekannte „Aspirin". Seinen Ursprung hatte dieses in der Rinde der Silber-Weide, die unter anderem den Wirkstoff „Salicin" enthält. Dieser wird im Körper selbst in Salicylsäure umgewandelt, die für ihre schmerz- und entzündungshemmende sowie fiebersenkende Wirkung bekannt ist.

Der Firma Bayer gelang es im Jahre 1897 erstmals, einen beinahe identischen Wirkstoff – Acetylsalicylsäure – zu entwickeln: Dies war die Geburtsstunde des Medikamentes „Aspirin".

Weitere Wirkstoffe aus Heil- und Giftpflanzen sind beispielsweise das gegen Malaria eingesetzte Chinin der Rinde des Chinabaumes, schmerzstillende Opiate bzw. Alkaloide aus dem Schlafmohn, Herzmedikamente, die den Wirkstoff Digoxin aus dem Roten Fingerhut (Digitalis) enthalten und viele andere.

Heute ist es kein Problem mehr, die molekulare Struktur vieler Pflanzeninhaltsstoffe zu ergründen und sogar in synthetischer Form nachzuahmen.

Doch nicht immer muss zu teuren Pillen und Extrakten aus der Apotheke gegriffen werden. Nach wie vor können viele Heilpflanzen in ihrer Reinform auch von interessierten Laien zur Vorbeugung von Krankheiten, Linderung von Symptomen und sogar zur natürlichen Schönheitspflege eingesetzt werden.

Mit dem richtigen Wissen über die Wirkweise und Anwendungsmöglichkeiten der wichtigsten Kräuter, die Sie teilweise sogar selbst anbauen können, können Sie sich im Bedarfsfall bei vielen Wehwehchen selbst helfen.

Dafür brauchen Sie weder ein Pharmakologie-Studium noch ein Labor. Sämtliche in diesem Buch vorgeschlagenen Tinkturen, Kräutertees, Salben und weitere Anwendungsmöglichkeiten können Sie ganz einfach in Ihrer Küche herstellen.

Nutzen Sie also die Kräfte der Natur und genießen Sie den sorgsamen Umgang mit Ihren selbst gesammelten oder gekauften Heilkräutern.

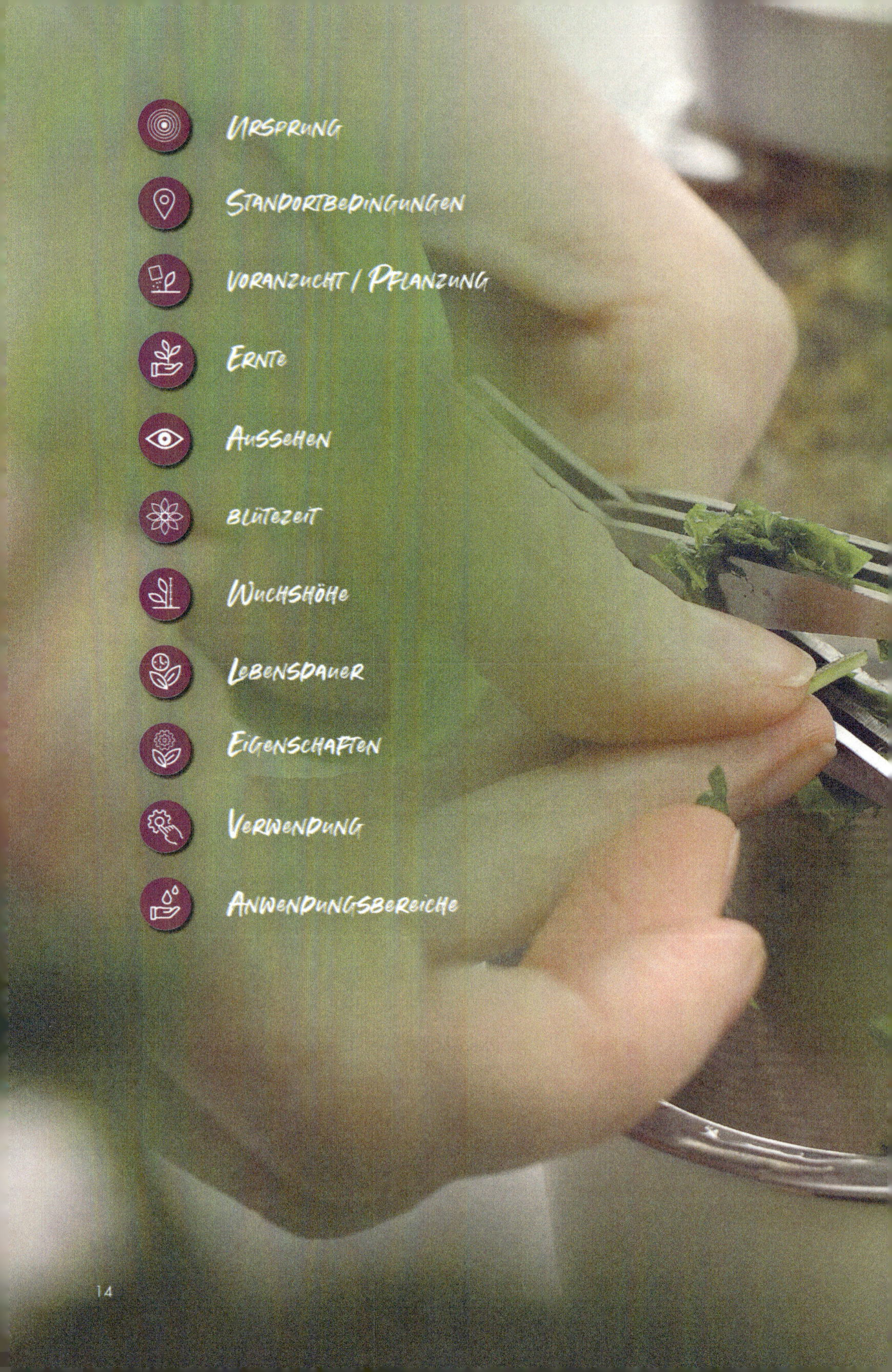

- Ursprung
- Standortbedingungen
- Voranzucht / Pflanzung
- Ernte
- Aussehen
- Blütezeit
- Wuchshöhe
- Lebensdauer
- Eigenschaften
- Verwendung
- Anwendungsbereiche

Heilkräuter – Anbau im eigenen Garten

Wer einen Garten sein Eigen nennt, kann viele Heilkräuter- und Pflanzen leicht selbst anbauen. Ob eine selbst konzipierte Kräuterspirale, ein eigenes Kräuterbeet oder ausgewählte Kräuter in Mischkultur mit entsprechenden Gemüsepflanzen:
Mit einem eigenen Garten haben Sie unendlich viele Möglichkeiten, sich ihre Heilkräuter heranzuziehen – einmal davon abgesehen, dass viele der sogenannten Unkräuter selbst ausgezeichnete Heilpflanzen sind.

Doch für welche Heilkräuter in Eigenanbau Sie sich entscheiden, bleibt natürlich Ihnen überlassen. Dennoch gibt es einige Klassiker unter den Pflanzen, die ihren festen Platz in jeder natürlichen Hausapotheke erhalten sollten.

Wir haben daher zehn der am meisten verwendeten Heilkräuter- und Pflanzen ausgewählt, deren Inhaltsstoffe Wirkung, Anbau, Ernte und Verwendungsmöglichkeiten wir Ihnen nun im Einzelnen vorstellen.

Zum Abschluss dieses Kapitels über die genannten Heilkräuter, die Sie im Garten oder Kübel anbauen können, finden Sie als Nächstes noch einmal eine Art Steckbrief der bisher vorgestellten Heilkräuter. Dieser enthält die wichtigsten Daten sowie ein aussagekräftiges Bild der jeweils beschriebenen Pflanze.

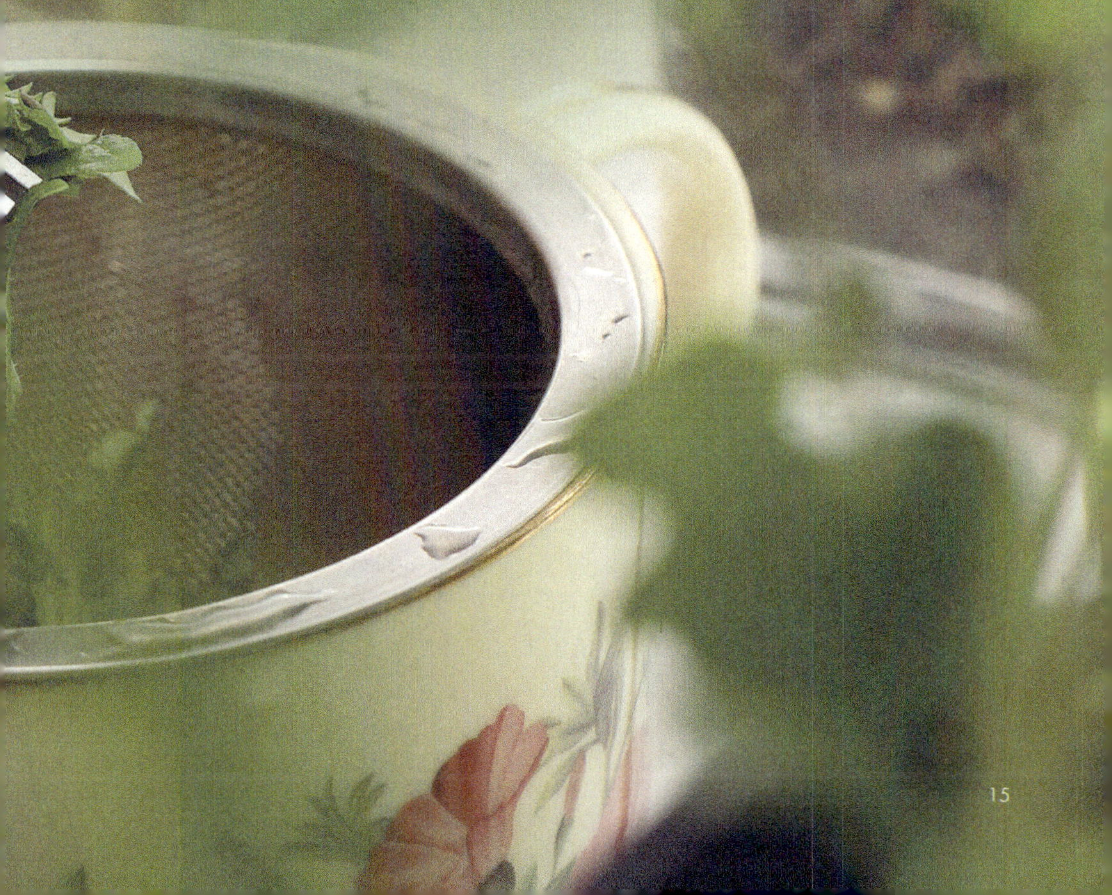

Basilikum *Ocinum basilicum*

LIPPENBLÜTLER (LAMIACEAE ODER LABIATAE)

AUSSEHEN

Weit mehr als 60 Arten von recht unterschiedlichem Aussehen machen eine eindeutige Beschreibung unmöglich. Die hierzulande meist einjährige Pflanze kann eine Höhe von 15 bis 60 Zentimeter erreichen und weist grüne bis rötliche Blätter mit ei- bis kelchartiger Form auf. Es kommen großblättrige und kleinblättrige Basilikumarten vor. Allen Basilikumarten gemeinsam ist, dass sie einen hellen Standort bevorzugen und ausgesprochen wärmeliebend sind. Zwischen Juni und Oktober entwickelt das Kraut weißlich-rosafarbene Blüten und neigt mitunter dazu, in die Höhe zu schießen.

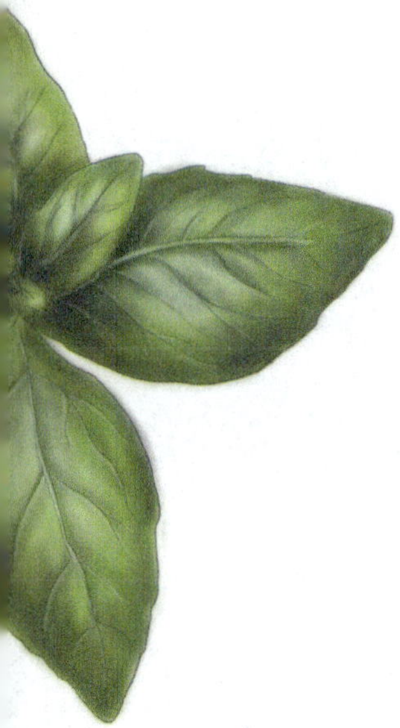

VORKOMMEN/GESCHICHTE

Der Ursprung des Basilikums war vermutlich in Indien. Dennoch wird er mittlerweile beinahe weltweit angebaut. Er kann sowohl als Kübel- oder Topfpflanze als auch im Kräuterbeet oder Gewächshaus gezogen werden.

Das Basilikumkraut war in Indien wahrscheinlich schon rund 5.000 Jahre vor Christus bekannt. Dort war es ein fester Bestandteil der indischen Kräutermedizin und natürlich des Ayurveda. Nach und nach lernten die Menschen in ganz Asien die Vorzüge und Eigenschaften dieses Heil- und Gewürzkrautes schätzen. Nach einiger Zeit brachten die ersten Gewürzhändler Gewürze wie Basilikum auch in andere warme Länder, – allen voran nach Ägypten und in das damalige Persien. In Ägypten wurde Basilikum aufgrund seiner antibakteriellen Eigenschaften unter anderem für die Einbalsamierung der Toten verwendet. Mitunter war er auch Teil einer duftenden und konservierenden Gewürzmischung, mit welchen zusätzlich der ausgehöhlte Bauch- und Brustraum der Toten gefüllt wurde.

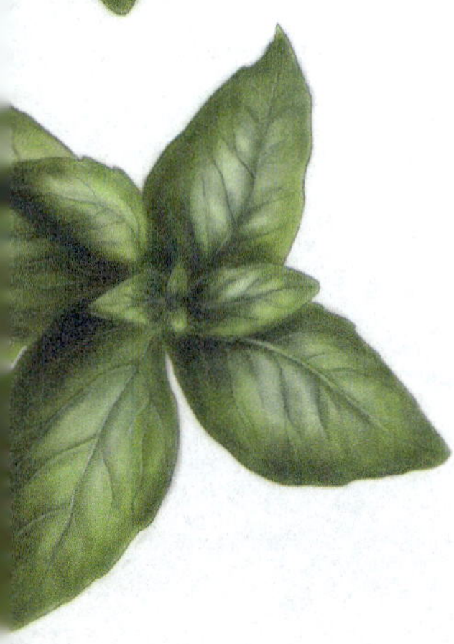

Es dauerte eine Weile, bis das heute als typisches Mittelmeerkraut geltende Basilikum tatsächlich Länder wie Griechenland und Italien erreichte, aus denen es heute nicht mehr wegzudenken ist.

Die Römer sprachen dem Basilikum oft besondere Eigenschaften zu, während er im alten Griechenland eher eine negative, unglücksbringende Bedeutung hatte.

Doch das hat sich glücklicherweise rasch geändert, sodass das Basilikum heute auch in Griechenland einen guten Ruf als schmackhafte Heil- und Gewürzpflanze hat.

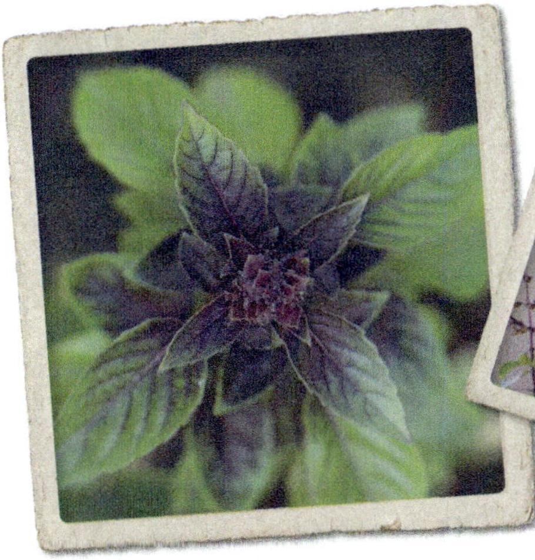

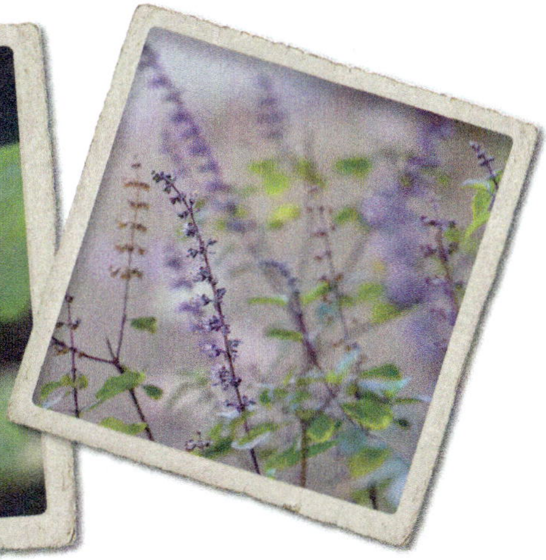

Mit der Zeit florierte der Handel zwischen den einzelnen Kontinenten und Ländern besser, so dass Seefahrer und Gewürzhändler immer häufiger Gewürze, Kräuter und exotische Rezepte aus Asien nach Europa und ab dem 16./17. Jahrhundert sogar bis in die USA brachten.

Während Basilikum in den meisten Ländern eher als kulinarisch interessantes Gewürzkraut für Pestos, Pizzen und Pasta gilt, wird er vor allem in Indien noch heute als ganz besonderes Heilkraut angesehen. In Asien sind von jeher zahlreiche verschiedene Basilikumsorten bekannt, die mitunter ganz unterschiedliche Aromen – von angenehm süßlich, zitrusartig bis sehr scharf – aufweisen können. Hierzulande hat sich dagegen meist der typisch italienische bzw. mediterrane Basilikum durchgesetzt.

WIRKSAME INHALTSSTOFFE

Neben etlichen Vitaminen und Spurenelementen enthält das Kraut nennenswerte Mengen an ätherischen Ölen und Terpenen (unter anderem Anethol, Citral, Eugenol, Linalool, Cineol, Ursolsäure), die ihm sein individuelles Aroma verleihen.

WIRKUNG UND ANWENDUNGSBEREICHE

Es sind vor allem die unterschiedlichen ätherischen Öle und ihre Bestandteile, die eine entzündungshemmende und antimikrobielle, aber auch entspannende Wirkung aufweisen. Doch je nach Basilikumart variiert die Zusammensetzung der jeweiligen Inhaltsstoffe und damit auch ein wenig die Hauptwirkung.

Basilikum kann unter anderem bei Insektenstichen, Erkältungssymptomen, Reizhusten, Gelenkbeschwerden, Schlafproblemen, Kopfschmerzen sowie Verdauungs- und Unterleibskrämpfen eingesetzt werden.

ANBAU- UND ERNTETIPPS

Ihr Basilikum sollten Sie an einen möglichst sonnigen Standort pflanzen. Sie können hierfür den klassischen Supermarkt-Basilikum nehmen oder Ihr Basilikum direkt im Beet aussäen. Ab Ende Mai oder später – also weit nach den Eisheiligen, die die letzten Fröste mitbringen, – ist die beste Zeit dafür. Eine dritte Möglichkeit ist, dass Sie das Basilikum ab Februar/März in einem Minigewächshaus auf der Fensterbank vorziehen und dann nach den Eisheiligen ins Kräuterbeet oder die Kräuterspirale pflanzen. Basilikum benötigt einen eher nährstoffreichen Boden, der keinesfalls austrocknen darf.

Steht Ihnen kein Garten zur Verfügung, können Sie ein- oder mehrjähriges Basilikum auch gut im Topf kultivieren.

Um Ihr Basilikum so zu ernten, dass es weiterhin möglichst buschig bleibt und nicht zu sehr verholzt, dürfen Sie keinesfalls lediglich einzelne Blätter entnehmen. Schneiden Sie stattdessen am besten – nicht zu tief – ganze Stängel mit ab, sodass das Kraut an der Schnittstelle wieder neu austreiben kann.

VERWENDUNG/HALTBARMACHUNG

In der Küche oder auch als Tee können Sie Ihr Basilikum natürlich möglichst frisch verwenden. Für die Haltbarmachung und Verwendung außerhalb der Saison empfiehlt sich die schonende Trocknung der einzelnen Blätter.

Allerdings verliert das Kraut durch die Trocknung einen Teil seiner ätherischen Öle und damit seiner Wirkstoffe und seines Aromas.

Eine weitere Methode ist daher das Mazerieren in Olivenöl, wobei das Kraut vollständig mit Öl bedeckt werden muss. Ähnliches gilt für die Zubereitung als Pesto.
Eine sehr ergiebige Methode zur längeren und sicheren Haltbarmachung ist die Herstellung einer Tinktur.

Die verschiedenen Herstellungsmethoden werden später in einem eigenen Kapitel ausführlich beschrieben.

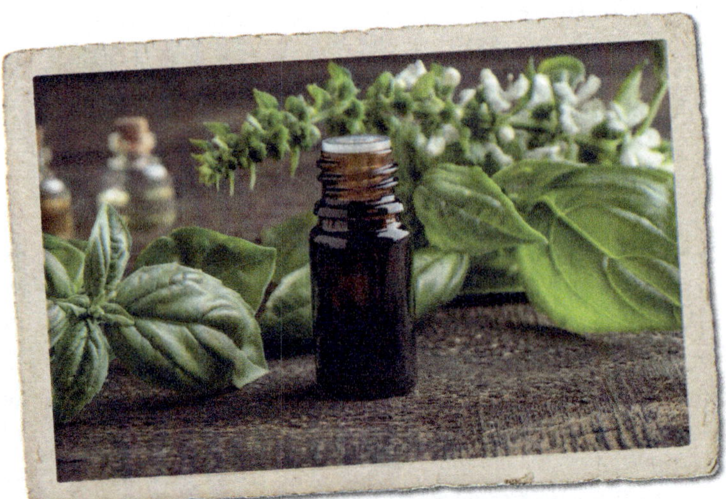

Bohnenkraut *Satureja hortensis*

LIPPENBLÜTLER (LAMIACEAE ODER LABIATAE)

AUSSEHEN

Das würzige Bohnenkraut gibt es als einjährige und als mehrjährige Pflanze, wobei dem mehrjährigen Bohnenkraut mehr Wirkstoffe und Heilkräfte zugeschrieben werden.
Das Kraut wächst als buschiger Halbstrauch. Das mehrjährige, winterharte Bohnenkraut kann mit bis zu 70 Zentimetern Höhe deutlich höher werden als die einjährige Pflanze. Beide Arten entwickeln lanzettförmige, dunkelgrüne Blätter und von Juli bis Oktober rosa- bis lilafarbene Blüten.

VORKOMMEN/GESCHICHTE

Das duftende Bohnenkraut ist vermutlich schon im Mittelalter bekannt gewesen. Seine Anwendung als Heilkraut wurde im 16. Jahrhundert sogar im Kräuterbuch des italienischen Arztes Pietro Andrea Mattioli beschrieben. Schon damals war seine verdauungsfördernde und appetitanregende, aber auch angeblich aphrodisierende Wirkung bekannt. Doch als Ersatz für den damals wesentlich teureren Pfeffer wurde die aromareiche Pflanze ebenso gern verwendet. Später war das Bohnenkraut auch als unverzichtbares Heil- und Gewürzkraut in zahlreichen Klostergärten zu finden. Jeden Apotheker- und Arzneigarten bereicherte das Bohnenkraut ebenfalls, welches sogar die gefürchteten Blattläuse der Bohnen vertreibt und daher meist noch heute in Mischkultur mit Bohnen angebaut wird. In einem typischen Bauerngarten darf diese Pflanze also nicht fehlen. Ihre ursprüngliche Heimat ist der östliche Mittelmeerraum, wobei der Ursprung des winterfesten Bohnenkrautes dem südeuropäischen Festland zuzuordnen ist. Mittlerweile ist dieses duftende Heil- und Gewürzkraut in vielen Ländern der Welt zu Hause.

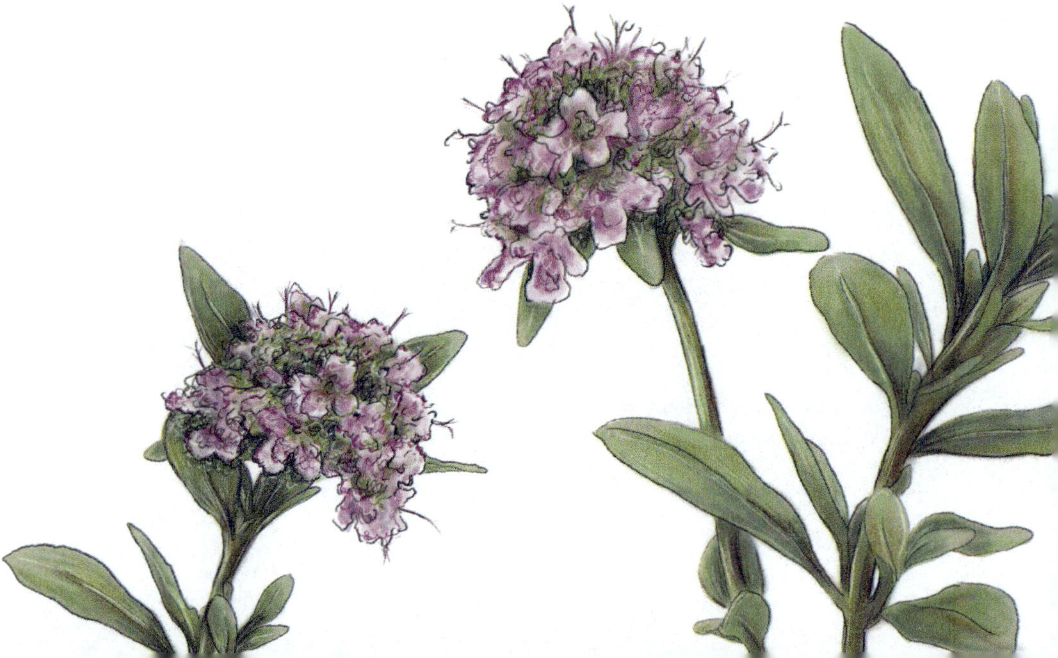

WIRKSAME INHALTSSTOFFE

Wieder sind es vor allem die duftenden ätherischen Öle, die diesem Heil- und Gewürzkraut seine wirksamen Eigenschaften verleihen. Erwähnenswert sind seine hohen Mengen des Terpenoids Carvacrol, welches unter anderem auch im Oregano enthalten ist. Neben zahlreichen ätherischen Ölen und Duftstoffen wie beispielsweise Ursolsäure, Kampfer, Citral und Cymol, enthält Bohnenkraut wichtige Schleim-, Gerb- und Bitterstoffe.

WIRKUNG UND ANWENDUNGSBEREICHE

Wie auch im Garten verträgt sich das getrocknete oder frische Bohnenkraut ebenso beim Essen am besten mit Bohnen und weiteren Hülsenfrüchten, denen es ein herrlich würziges Aroma verleiht. Hier entfaltet es seine entblähende Wirkung gleich an Ort und Stelle. Auch in einer Würzmischung mit anderen mediterranen Gewürz- und Heilkräutern wie Basilikum, Rosmarin, Thymian und Oregano kommen Aroma und entkrampfende Wirkung des Bohnenkrautes gut zur Geltung.

Bei akuten Magen-Darm-Beschwerden kann das frische oder getrocknete Kraut auch als Tee getrunken werden. Erkältungssymptome, aber auch eine verminderte Libido sowie Hautunreinheiten und Insektenstiche sind weitere Anwendungsgebiete dieser würzigen Heilpflanze.

WICHTIG!

Da es mitunter, wenn auch selten, zu allergischen Reaktionen auf Bohnenkraut kommen kann, sollten Sie, wenn Sie gegen den inhaltlich verwandten Beifuß allergisch sind, auch auf Bohnenkraut verzichten.

Schwangere sollten vorsichtshalber auf dieses mitunter wirkstarke Heilkraut ganz verzichten. Denn bei übermäßigem Gebrauch ist es möglich, dass sich die eigentlich entkrampfende Wirkung des Bohnenkrautes ins Gegenteil verkehrt. Daher ist dieses Heilkraut stets behutsam zu dosieren. Wie schon Paracelsus einst sagte: Die Dosis macht das Gift!

ANBAU- UND ERNTETIPPS

Anbau und Ernte von Winter- und Sommerbohnenkraut unterscheiden sich nicht sonderlich voneinander.

Sowohl die Aussaat als auch die Pflanzung vorgezogener (ab Anfang April) oder gekaufter Bohnenkrautpflanzen erfolgt – wie bei allen wärmeliebenden Kräutern – frühestens ab Mitte Mai. Das Bohnenkraut mag es am liebsten warm und sonnig, damit sich die vielfältigen Aromen optimal entfalten können. Im Gegensatz zum Basilikum benötigt Bohnenkraut jedoch einen trockenen Boden, der nicht allzu nährstoffreich sein sollte. Der Boden für das einjährige Sommerbohnenkraut darf jedoch etwas nährstoffreicher sein als der Boden für das mehrjährige Bergbohnenkraut. Über das Pflanzen von kleinen Stecklingen können Sie sowohl einjähriges als auch mehrjähriges Bohnenkraut recht einfach vermehren. Das mehrjährige Bergbohnenkraut lässt sich jedoch im Herbst auch durch das Teilen ausgegrabener, besonders großer Pflanzen vermehren. Beide Teilpflanzenstöcke werden nach dem Teilen einfach wieder getrennt eingepflanzt.

Sollten Sie keinen Garten haben, können Sie Ihr Bohnenkraut auch im Pflanzkübel auf dem Balkon anbauen.

ÜBRIGENS

Neben den aufrechtwachsenden Bohnenkrautsorten gibt es auch sogenanntes „kriechendes Bohnenkraut". Dieses wird gern als Bodendecker in Steingärten gepflanzt und macht sich ebenso gut in einer selbst angelegten Kräuterspirale.

Sie können Ihr Bohnenkraut sowohl vor als auch während seiner Blütezeit ernten. Vor der Blütezeit ist das Bohnenkraut jedoch weitaus aromatischer. Im Gegensatz zum Sommerbohnenkraut können Sie das winterfeste Berg- oder Winterbohnenkraut – außer während der kalten Wintermonate – beinahe das ganze Jahr über ernten.

Das Ernten des Bergbohnenkrautes erfolgt am besten mit einer Schere, mit welcher Sie einzelne Stängel bis etwa zur Hälfte abschneiden. Das einjährige Sommerbohnenkraut wird dagegen bis in Bodennähe geschnitten.

VERWENDUNG/HALTBARMACHUNG

Abgesehen von dem vielfältigen Gebrauch in der Küche wird das schonend getrocknete Bohnenkraut auch als Tee verwendet. Bei Hautunreinheiten sowie juckenden oder brennenden Insektenstichen empfehlen sich in Bohnenkraut-Sud getränkte Kompressen bzw. Umschläge zum Auflegen auf die betreffenden Stellen. Auch eine selbst gemachte Salbe oder eine länger haltbare Tinktur aus Bohnenkraut ist recht leicht hergestellt.

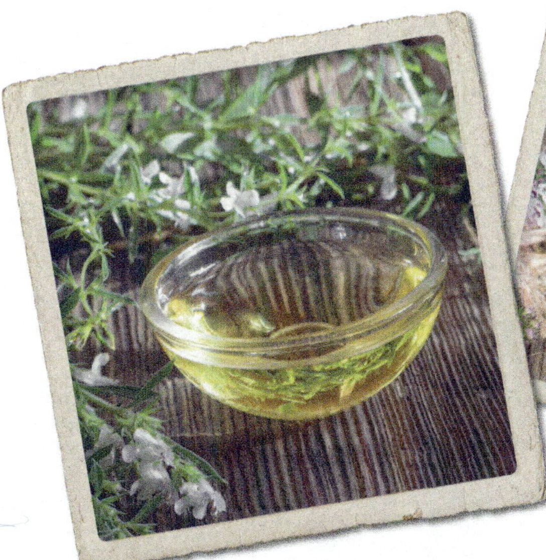

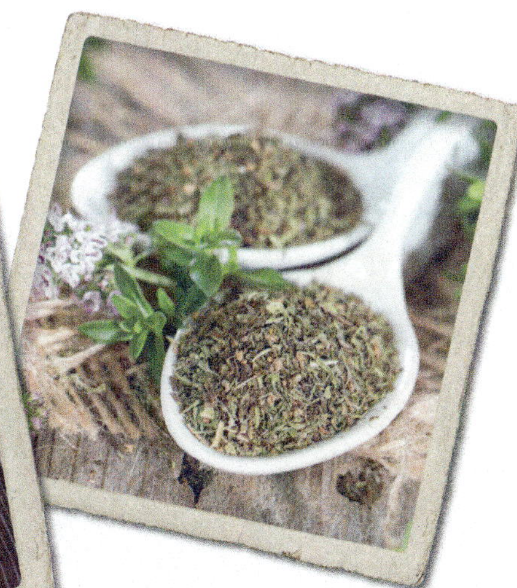

Johanniskraut *Hypericum perforatum*

HARTHEUGEWÄCHSE (HYPERICACEAE)

AUSSEHEN

Johanniskraut besitzt einen bis zu 60 Zentimeter hohen, aufrechten Stängel, an welchen längliche, oval-förmige Blätter mit deutlich sichtbaren, durchscheinenden Punkten wachsen. Die goldgelben Blüten, die das Kraut von Juni bis Ende August zieren, wachsen an den langen Stielen und sind in Doldentrauben angeordnet. Sie weisen dunkle Punkte auf, die das pharmazeutisch wirksame Pigment Hypericin enthalten.

Wenn Sie ein Blütenblatt zwischen Ihren Fingern zerreiben, tritt der charakteristische rote Saft aus.

VORKOMMEN/GESCHICHTE

Das heilkräftige Johanniskraut ist hierzulande auch häufig als Wildpflanze anzutreffen. Sie können es an Wegrändern, auf Feldern und in Buschnähe finden. Dort wächst die Pflanze jedoch meist nur vereinzelt, sodass sich der Anbau des Johanniskrautes im Garten auf jeden Fall lohnt.

Außer in Europa ist es in Westasien und im Norden Afrikas beheimatet.

Das „Sonnenwendkraut", wie das Johanniskraut unter anderem genannt wird, war schon bei den alten Germanen bekannt und wurde von ihnen als lichtbringendes Sonnensymbol verehrt. Später wurden diese Pflanze und ihr Ernten nicht nur mit der Sommersonnenwende (21. Juni) in Verbindung gebracht, sondern auch mit der Enthauptung von Johannes dem Täufer und damit dem Johannistag am 24. Juni. Denn das aus dem blühenden Kraut gewonnene Öl hat eine blutrote Farbe. Von jeher hat diese Pflanze jedoch die Bedeutung eines Lichtbringers und ist, – was ihre Inhaltsstoffe und deren Wirkung betrifft, – mittlerweile außerordentlich gut erforscht.

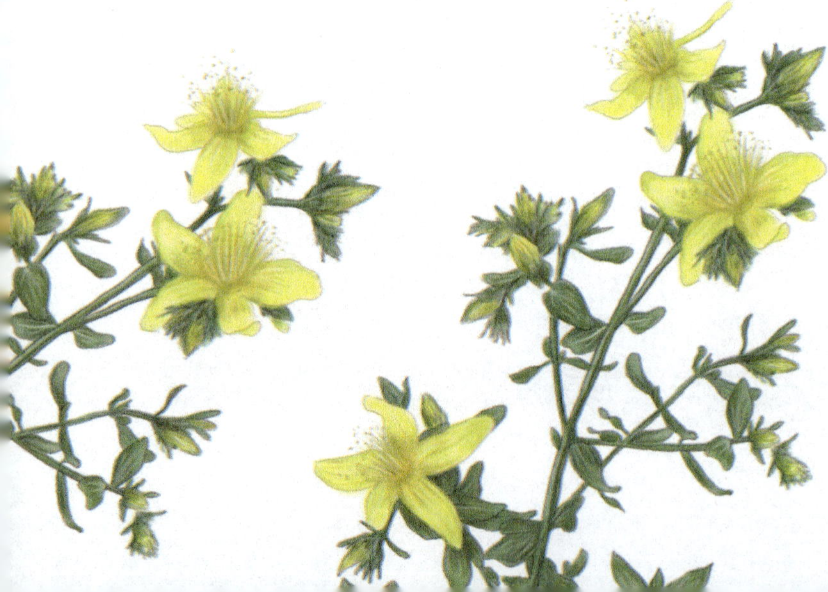

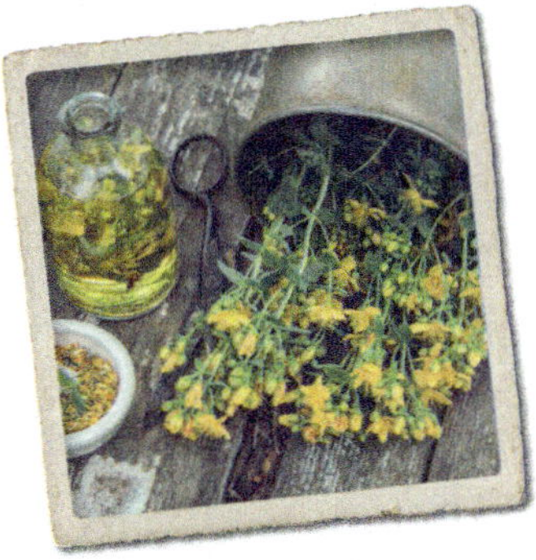

Sowohl Hippokrates als auch Galen und andere Mediziner und Heiler vergangener Zeiten wussten schon um die heilkräftigen Wirkungen des Johanniskrautes. Sie wandten es erfolgreich bei unterschiedlichen, vor allem psychischen Beschwerden an. Da man im Mittelalter glaubte, dass diese von Dämonen, bösen Geistern und Hexen verursacht wurden, nannte man das Johanniskraut auch Hexenkraut oder Teufelskraut.

Ein anderer Name war das Lateinische „Fuga daemonum" – zu Deutsch „Teufelsaustreiber".

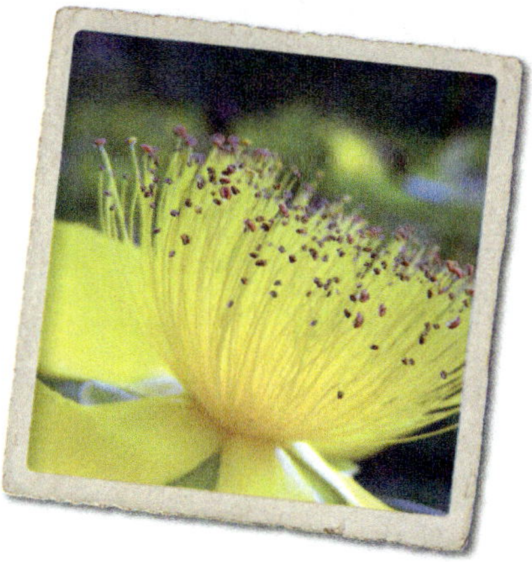

WIRKSAME INHALTSSTOFFE

Zu den wirksamen Inhaltsstoffen des Johanniskrauts gehören unter anderem die Pigmente Hypericin und Pseudohypericin, die für die rote Farbe des Johanniskrautöls verantwortlich sind.

Erwähnenswert sind auch die Flavonoide Quercitrin und Isoquercitrin sowie Hyperosid und Rutosid.

Daneben weist das Heilkraut das antioxidativ wirkende OPC (Oligomere Proanthocyanidine) und etliche ätherische Öle auf.

WIRKUNG UND ANWENDUNGSBEREICHE

Auch in der Schulmedizin hat sich das Johanniskraut mittlerweile einen Namen als heilkräftige Pflanze gemacht. Seine gegen leichte bis mittelschwere Depressionen erwiesene Wirkung machen es zu einem beliebten Mittel natürlicher Herkunft. Es scheint dabei eine ausgleichende Wirkung auf die Neurotransmitter Serotonin, Dopamin und Noradrenalin auszuüben.

Doch nicht nur die Seele profitiert von seiner „lichtbringenden" Wirkung.

Die Photosensitivität der Haut wird durch seine Wirkstoffe ebenso erheblich verstärkt, weshalb vor einer Einnahme im Sommer oftmals gewarnt wird. Auch soll die körpereigene Produktion von Vitamin D durch die Einnahme von Johanniskraut gefördert werden, was zusätzlich einen positiven Effekt auf die Psyche und das Immunsystem ausübt.

Bei äußerer Anwendung als Öl kommt es zu einer verbesserten Durchblutung, weshalb das Johanniskrautöl gern als Massageöl verwendet wird.

Ein weiterer Anwendungsbereich sind Ängste, Schlafstörungen, Migräne, Stress und wiederkehrende Unruhezustände. Bekannt ist auch der Einsatz bei Sonnenbrand und anderen Verbrennungen, die Behandlung von Narben sowie die äußere wie innere Anwendung bei Hautproblemen wie Akne und Schuppenflechte. Insgesamt kann die Wirkung von Johanniskraut als beruhigend, stimmungsaufhellend, entspannend und entzündungshemmend beschrieben werden.

ANBAU- UND ERNTETIPPS

Johanniskraut säen Sie frühestens ab Mitte Mai direkt an Ort und Stelle im Garten aus, denn die Samen benötigen eine Mindesttemperatur von 18 °C, um keimen zu können. Beachten Sie bitte, dass das Johanniskraut zwar mehrjährig ist, aber nach einigen Jahren seine Blühfreudigkeit verlieren kann, weshalb sich eine regelmäßige Neuaussaat empfiehlt. Schaffen Sie es aus Zeitgründen nicht, Ihr Johanniskraut im Frühjahr auszusäen, dann ist dies auch noch im Sommer möglich. Allerdings müssen Sie sich dann vermutlich ein ganzes Jahr gedulden, bis das Kraut seine ersten Blüten zeigt. Da das Kraut zu den sogenannten Lichtkeimern gehört, die für die Keimung ausreichend Licht benötigen, sollten Sie die Samen nach der Aussaat nur dünn mit Erde bedecken. Gern können Sie die einzelnen Samen bis zur Keimung mit einem ausreichend großen Gurkenglas vor beispielsweise Vogelfraß schützen. Säen Sie die Samen nicht zu eng aus. Am besten ist ein Abstand von 30 bis 40 Zentimetern. Das Johanniskraut bevorzugt einen leicht kalkhaltigen Boden und einen sonnigen Standort. Es gedeiht aber auch noch im Halbschatten gut, solange es einige Stunden am Tag Sonne erhält. Saurer Boden ist Gift für das kalkliebende Johanniskraut, weshalb Sie sauren Boden unbedingt mit etwas Kalk verbessern sollten.

Steht Ihr Johanniskraut – meist um den Johannistag herum – in voller Blüte, können Sie zur Schere greifen, denn nun ist es bereit zur Ernte. Hierfür schneiden Sie die Stängel der Pflanze bis wenige Zentimeter über dem Boden ab.

VERWENDUNG/HALTBARMACHUNG

Für die Weiterverarbeitung und Haltbarmachung können Sie es büschelweise zusammenbinden, wobei Sie nicht zu viele Stängel auf einmal nehmen sollten, damit es nicht zur Schimmelbildung kommt.

Idealerweise haben Sie an einer halbschattigen Haus- oder Scheunenwand oder dem Dachboden einen Nagel eingeschlagen, an welchen Sie Ihre Büschel nun zum Trocknen aufhängen können. Diese Methode empfiehlt sich für alle Kräuter, die Sie trocknen wollen. Alternativ trocknen Sie das zerkleinerte Kraut bei niedrigen Temperaturen im Dörrapparat oder Backofen. Das schonend getrocknete Kraut bzw. dessen Blüten werden vor allem für Tees und Umschläge benötigt. Auch Tinkturen lassen sich damit recht einfach herstellen.

Eine weitere Methode, mit der das Johanniskraut für die äußerliche Behandlung vorbereitet oder haltbar gemacht wird, ist das Einlegen in Oliven- oder Sonnenblumenöl. Dieses nimmt mit der Zeit eine blutrote Farbe an und kann als Massageöl bei Nervenschmerzen, Hautleiden und anderen Beschwerden verwendet werden. Gern wird auch eine Salbe aus Johanniskrautöl hergestellt, das Rezept dazu wird in einem späteren Kapitel ausführlich beschrieben.

Eine sehr ergiebige Methode zur längeren und sicheren Haltbarmachung ist die Herstellung einer Tinktur.

Die verschiedenen Herstellungsmethoden werden später in einem eigenen Kapitel ausführlich beschrieben.

Kamille *Chamomilla recutita / Matricaria recutita*

KORBBLÜTLER (ASTERACEAE ODER COMPOSITAE)

AUSSEHEN

Es gibt unzählige Kamillearten, doch hier ist selbstverständlich von der Echten Kamille die Rede, da diese vermutlich die meisten heilkräftigen Inhaltsstoffe aufweist. Sie wächst einjährig, weshalb sie also jedes Jahr neu ausgesät werden muss, soll sie sich nicht nur durch wilde Selbstaussaat vermehren. Ihre Stängel können bis zu einem halben Meter Höhe erreichen. Die filigranen, fiederteiligen Blätter und die weißen Blüten mit dem gelben Blütenkörbchen verströmen den typischen Kamillegeruch, wenn Sie die Pflanze zwischen den Fingern zerreiben. Die Hauptblütezeit der Kamille ist von Mai bis Ende August.

VORKOMMEN/GESCHICHTE

Ursprünglich stammt diese wohlriechende Pflanze mit den zahlreichen Heilkräften aus Süd- und Osteuropa. Doch mittlerweile gibt es wohl kaum einen Kontinent, auf welchem die Kamille nicht angebaut wird.

Allerdings ist sie hierzulande vereinzelt auch an Wegrändern und auf Feldern zu sehen. Das Land, welches weltweit den größten Kamilleanbau betreibt, ist Argentinien.

Der Name „matricaria" ist eng mit dem lateinischen „mater" für Mutter verwandt. Und tatsächlich sind es wohl meist die Mütter, die ihren von Zahnungsbeschwerden oder Bauchschmerzen geplagten Sprösslingen die Kamille in jeder nur erdenklichen Form verabreichen.

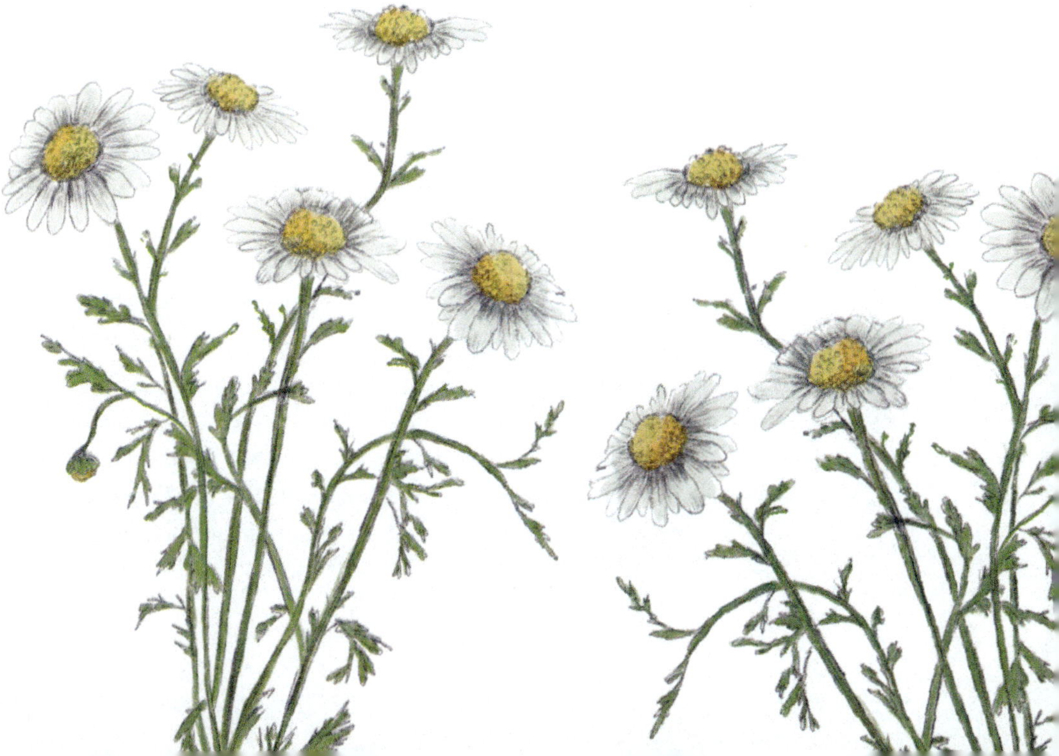

Sowohl Galen, Asclepios und Dioskurides als auch Paracelsus kannten schon die Heilkräfte der Kamille. Sie verwendeten sie überwiegend äußerlich in Form von in Kamillensud getränkten Umschlägen. Auch im alten Ägypten wurde die Kamille schon kultiviert. Dort stellte man eine Arznei her, die gegen Malaria verabreicht wurde. Mit der Zeit wurde sie auch mehr und mehr als Tee getrunken, wobei schmerzhafte Blähungen und Menstruationsbeschwerden zu den am häufigsten vorkommenden Indikationen gehörten. Heute wird sie dagegen auch gern für Gesichtsdampfbäder bei unreiner Haut und Erkältungen verwendet. Und wie das zuvor beschriebene Johanniskraut kennt man sie auch in der Homöopathie, wo sie als Globuli – entsprechende Symptomatik vorausgesetzt – kleinen Kindern mit Zahnungsbeschwerden und/oder Bauchschmerzen sowie nicht selten ebenso deren Müttern wohltuende Entspannung verschafft.

WIRKSAME INHALTSSTOFFE

Wie schon der intensive Duft der Pflanze vermuten lässt, enthält die Kamille ätherische Öle wie Bisabolol, Proazulen C, Matricin und andere hochwirksame Duftstoffe. Weiterhin weist sie unterschiedliche hormonartige Sesquiterpenlactone und Flavonoide auf. Daneben findet man in ihr Cumarine, verschiedene Säuren wie beispielsweise Anissäure sowie Schleimstoffe. Die meisten Wirkstoffe enthält die Kamille kurz vor und während ihrer Blütezeit.

Wohl am bekanntesten ist der in ihr enthaltene Wirkstoff Azulen, welcher in der Pflanze selbst vorerst nur als Vorstufe (siehe oben: Proazulen C) vorliegt. Erst durch das Überbrühen mit heißem Wasser findet eine Umwandlung in das hochwirksame Chamazulen statt.

WIRKUNG UND ANWENDUNGSBEREICHE

Von jeher findet die Kamille als Tee bei Beschwerden des Magen-Darm-Traktes wie Durchfall, Blähungen, krampfartigen Bauchschmerzen und sogar Magengeschwüren Anwendung. Denn sie besitzt eine ausgesprochen spasmolytische (entkrampfende) Wirkung.

Nicht nur die Volksmedizin weiß die antientzündlichen und wundheilungsfördernden Wirkungen der Pflanze zu schätzen. Auch in der Schulmedizin kommt die Pflanze vielfach zum Einsatz, da sie sogar der Vermehrung gefürchteter Bakterien wie beispielsweise Staphylokokken und Streptokokken entgegenwirkt. Auf die durch Bakterien freigesetzten Toxine hat sie ebenfalls einen hemmenden Einfluss.

Alles in allem ist die Kamille also ein Heilkraut mit einem recht breit gefächerten Anwendungsbereich.

ANBAU- UND ERNTETIPPS

Sie können die Kamille ab Mitte Mai in Ihr Kräuterbeet säen oder ab Anfang März im Haus an einer hellen Fensterbank (Minigewächshaus) vorziehen und ab Mitte Mai auspflanzen. Auch gegen Ende des Sommers bis Ende September gibt es ein Zeitfenster, innerhalb dessen die Kamillenaussaat erfolgen kann. Die Voranzucht im Frühjahr und anschließende Pflanzung von Kräutern bringt jedoch einen gewissen Wachstumsvorteil mit sich, ist aber ein wenig aufwendiger als eine Direktaussaat.

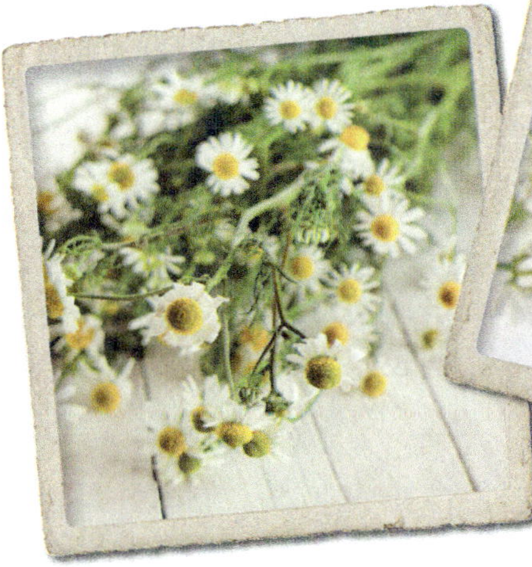

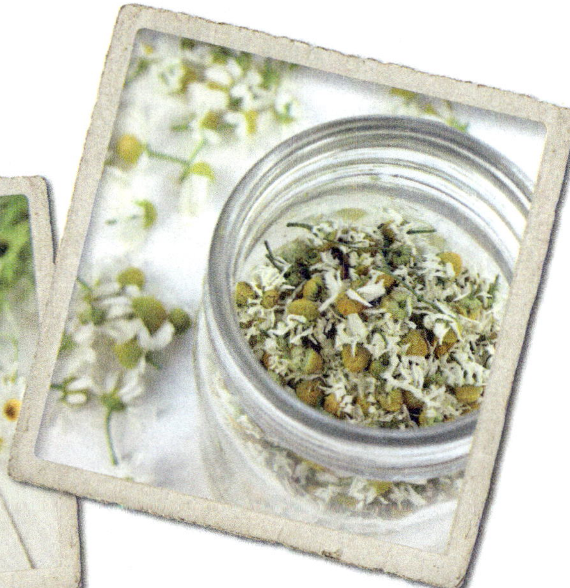

Der beste Standort für diese sonnenhungrige Pflanze ist natürlich ein sonniger Platz im Garten. Dennoch sollte die Pflanze nicht unter der heißen Mittagssonne leiden. An den Boden stellt die genügsame Kamille keine besonderen Bedingungen. Der Boden sollte am besten eher nährstoffarm sein. Zusätzlich sollten Sie darauf achten, dass der Boden nicht austrocknet, solange der Keimling kein ausreichend langes Wurzelwerk ausgebildet hat. Wenn die junge Kamille eine Höhe von mehr als 5 Zentimeter erreicht hat, kommt sie auch mit weniger Feuchtigkeit gut zurecht. Säen Sie nicht zu eng (idealerweise alle 15 Zentimeter ein Samen), damit sich die Pflanzen später nicht in ihrem Wachstum behindern. Wie auch das Johanniskraut ist die Kamille ein Lichtkeimer. Daher sollten ihre Samen nur dünn mit Erde bedeckt werden.

Geerntet werden die Blütenköpfe und nicht das blühende Kraut als Ganzes. Der beste Zeitpunkt hierfür ist spätestens dann, wenn die Blüten anfangen zu welken. Doch ernten Sie die Blüten nur an einem sonnigen Tag, da dann der Gehalt an wirksamen Stoffen am höchsten ist.

VERWENDUNG/HALTBARMACHUNG

Meist werden die Blütenköpfe schonend getrocknet und für Tee oder Pulver verwendet. Doch auch zum Gurgeln bei Halsschmerzen oder Entzündungen im Mundraum kann ein Aufguss der Kamille die Beschwerden lindern. Als Dampfbad zum Inhalieren hilft Kamille, festsitzenden Schleim zu lösen. Sowohl als Tinktur als auch als Aufguss, für ein Sitzbad oder als Aufguss für Umschläge oder Kompressen soll sie bei Hämorrhoiden und entzündlichen Hautproblemen helfen. Für die Herstellung einer Heilsalbe können Sie die getrockneten oder frischen Blütenköpfe ebenfalls verwenden.

Große Kapuzinerkresse

Tropaeolum majus KAPUZINERKRESSEGEWÄCHSE

AUSSEHEN

Die einjährige, „Große Kapuzinerkresse" kann bis zu mehreren Metern hochwachsen, sofern sie eine geeignete Rankhilfe hat. Ihre schildförmigen, dunkelgrünen, ca. 10 Zentimeter großen Blätter weisen den berühmten Lotus-Effekt auf. Das heißt, das herabregnende Wassertropfen unmittelbar an den Blättern abperlen.

Die gelb-orange- oder rotfarbenen Blüten erscheinen einzeln an einem mehrere Zentimeter langen Blütenstiel. Neben der großen Kapuzinerkresse mit ihren eindrucksvollen, essbaren Blüten und Blättern gibt es noch die kleine Kapuzinerkresse, welche die gleichen Inhaltsstoffe aufweist wie ihr größeres Pendant. Beide Arten entwickeln immer wieder neue Blüten, die ab Ende Mai bis Ende September erscheinen.

ÜBRIGENS

Die sich aus den Blüten entwickelnden Samen werden gern als eine Art gesunder Kapernersatz in Essigsud eingelegt.

VORKOMMEN/GESCHICHTE

Ursprünglich war die Große Kapuzinerkresse das Ergebnis einer Kreuzung zweier südamerikanischen (peruanischen) Kapuzinergewächse. Mittlerweile wird die Große Kapuzinerkresse auch in Afrika und vielen Ländern Europas kultiviert. Ihren Namen erhielt diese Pflanzenschönheit aufgrund ihrer Ähnlichkeit mit den Kapuzen der gleichnamigen Mönche – den Kapuzinermönchen. Vor allem in vielen Bauerngärten wird die Pflanze gern angebaut.

Neben ihres farbenfrohen Aussehens hat sie für den Gemüsegarten noch einen weiteren Vorteil: Sie soll sich unter anderem auch positiv auf die Gesundheit ihrer Nachbarpflanzen auswirken und mit ihrem Duft so manche Schädlinge abwehren.

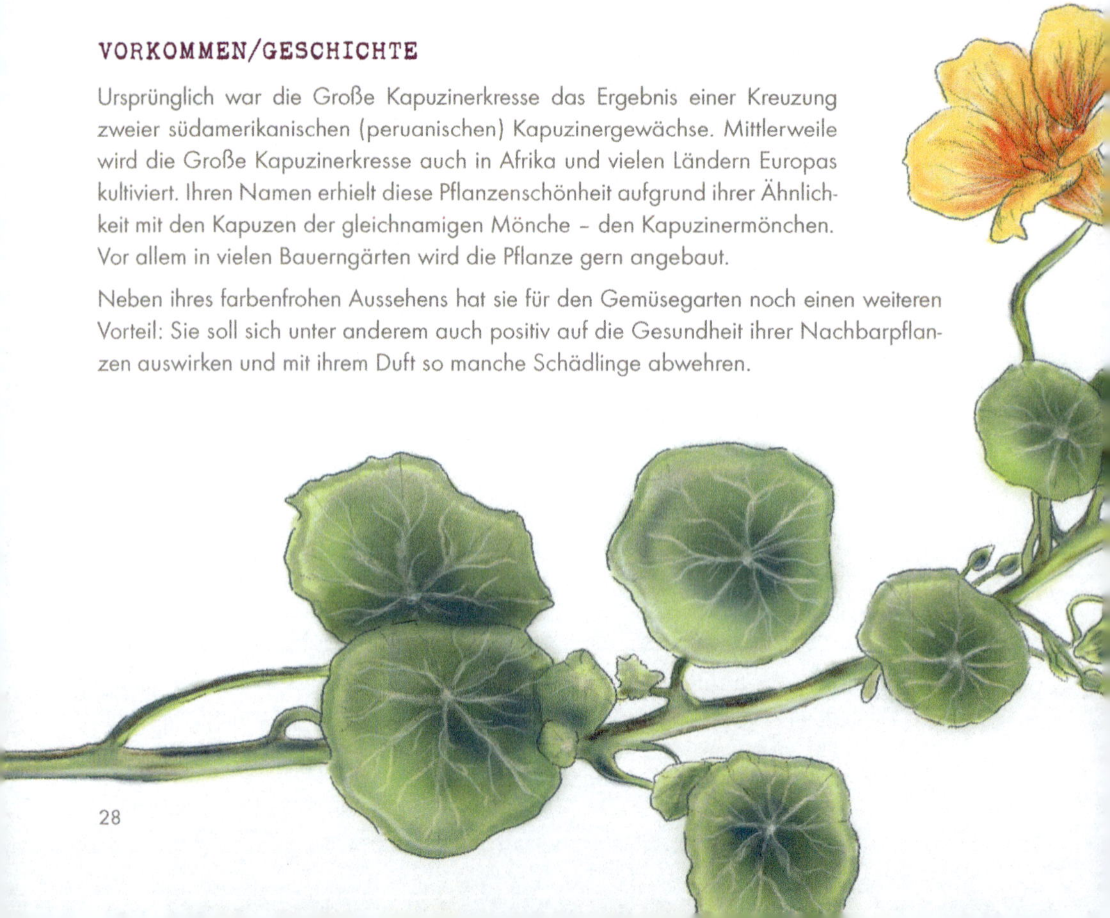

WIRKSAME INHALTSSTOFFE

Vor allem das enthaltene Benzylglucosinolat bzw. die nach der Spaltung frei werdenden Benzylsenföle sind reichlich in den Blättern, aber auch Blüten enthalten. Ferner weist die Pflanze nennenswerte Mengen des Antioxidants Chlorogensäure sowie Vitamin C auf. In den Blüten befinden sich jede Menge Carotinoide, die für die farbenfrohe Blütenpracht verantwortlich sind und vermehrt auch beispielsweise im Hokkaido-Kürbis, Karotten und Aprikosen vorkommen.

Daneben weist die Kapuzinerkresse verschiedene Schwefelverbindungen, B-Vitamine, Eisen, Magnesium, Phosphor und Kaliumverbindungen auf. In den Samen befinden sich außerdem Curcubitacine und Xyloglucone.

WIRKUNG UND ANWENDUNGSBEREICHE

Die Arzneipflanze ist aufgrund ihrer Senfölglykoside antibakteriell, aber auch gegen Pilz- und Virenerkrankungen wirksam. Diese leicht antibiotische Wirkung besitzen sowohl die Blätter und Stängel als auch die farbenfrohen Blüten. Ihre antientzündliche, schleimlösende und antioxidative Wirkung ist besonders bei Entzündungen der oberen Atemwege – Halsschmerzen, Schnupfen, Neben- und Stirnhöhlenentzündung – hilfreich. Doch auch auf Pilzerkrankungen hat die Kapuzinerkresse eine günstige Wirkung. Da sie neben ihren wertvollen Nähr- und Vitalstoffen auch durchblutungsfördernde Eigenschaften aufweist, soll sie zudem als Haarwasser – gemeinsam mit der Brennnessel – gegen hartnäckigen Haarausfall helfen.

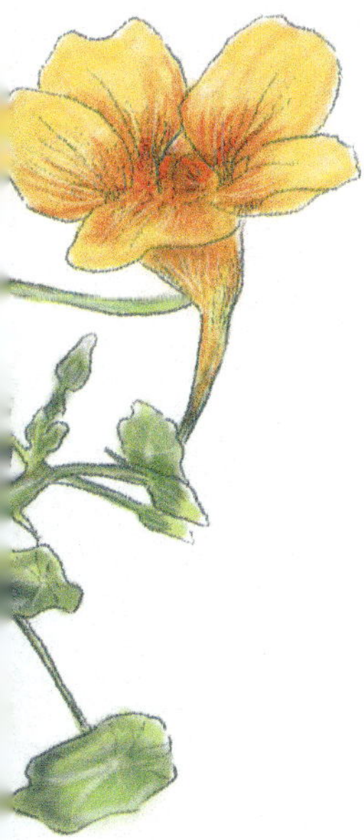

ANBAU- UND ERNTETIPPS

Die Kapuzinerkresse ist recht anspruchslos und gedeiht fast von alleine. Sie bevorzugt einen sonnigen bis halbschattigen Standort und nicht zu trockene Böden.

Als Lichtkeimer sollten ihre Samen mit nur wenig bis gar keiner Erde abgedeckt werden. Am besten ziehen Sie die Pflanze im Mini-Gewächshaus auf der Fensterbank vor. Zu diesem Zweck säen Sie die Samen zwischen Ende Februar und Mitte April in Anzuchttöpfchen vor. Nach den Eisheiligen können Sie Ihre rankende Schönheit dann an ihren endgültigen Standort im Garten oder auf dem Balkon auspflanzen. Denken Sie bitte an eine Rankmöglichkeit, damit sich die Pflanze auch in die Höhe ausbreiten kann. Achten Sie außerdem darauf, dass der Boden im Sommer nicht austrocknet, da die Pflanze über ihre zahlreichen Blätter recht viel Feuchtigkeit verliert. Geerntet wird bei Bedarf.

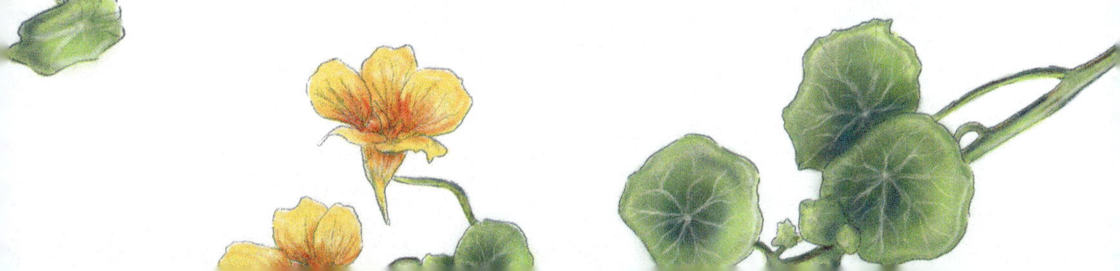

Schneiden Sie immer nur so viel Blätter ab, wie Sie gerade benötigen. Das gilt ebenso für die wunderschönen Blüten. Auch die Samen haben eine heilkräftige Wirkung, wie Sie schon an dem erfrischenden, leicht scharfen Geschmack feststellen können. Vor den ersten Frösten können Sie die ganze Pflanze herausziehen und Blätter sowie Blüten und Samen zur weiteren Verwendung entnehmen.

VERWENDUNG/HALTBARMACHUNG

Da Blüten und Blätter ein nicht zu aufdringliches, aber etwas scharfes Aroma besitzen, bereichern sie jeden Salat, passen aber auch sehr gut in jedem pikanten Kräuterquark. Ein Pesto aus Kapuzinerkresseblättern- und Blüten ist ebenso schmackhaft und gesund zugleich, allerdings nur wenige Tage lang im Kühlschrank haltbar. In der Natur- und Volksheilkunde wird dagegen der frisch gepresste Saft oder eine Kapuzinerkresse-Tinktur sogar bei akuter und chronischer Bronchitis empfohlen. Bei Zerrungen oder Muskelschmerzen können die leicht zwischen den Fingern zerriebenen Blätter der Kapuzinerkresse auf die betreffenden Stellen gelegt werden, wo sie aufgrund ihres durchblutungssteigernden Effektes ebenfalls eine wohltuende Wirkung entfalten. Da die Kapuzinerkresse ihre wichtigsten Inhaltsstoffe beim Trocknen einbüßt, kann sie zu Heilzwecken leider nicht als Tee genossen werden. Damit Sie jedoch trotzdem auch noch im Winter in den Genuss der heilkräftigen Inhaltsstoffe der Kapuzinerkresse kommen, empfiehlt sich das Ansetzen einer Tinktur in 70-prozentigem Alkohol aus den frisch geernteten Blättern, Blüten und Samen.

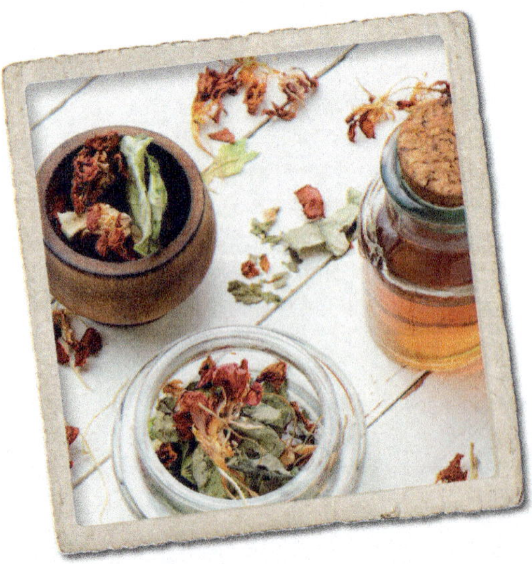

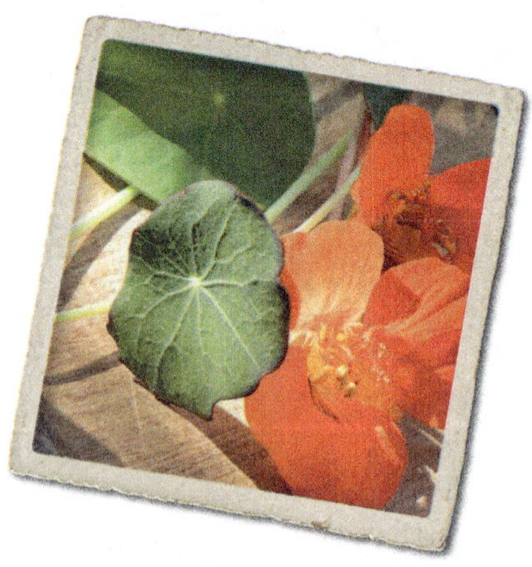

Lavendel *Lavandula angustifolia*

LIPPENBLÜTLER (LAMIACEAE)

AUSSEHEN

Beim Echten Lavendel handelt es sich um einen mehrjährigen Strauch, der eine Wuchshöhe bis zu 150 Zentimeter und mehr erreichen kann. Die grau-silbrig-behaarten Stängel und Blätter verströmen – vor allem beim Zerreiben mit den Fingern – den typisch würzigen Lavendelduft. Die Blätter sind lanzettartig mit einem spitzen Ende. Der Lavendel blüht meist von Mitte Juni bis weit in den Oktober hinein und entwickelt dabei sogenannte Scheinquirle mit bis zu zehn lilafarbenen Blütenblättern.

VORKOMMEN/GESCHICHTE

Bereits im alten Ägypten wurde der Lavendel aufgrund seiner desinfizierenden Wirkung vielfach eingesetzt. Die Toten wurden mit duftendem Lavendelöl eingesalbt, da dies einen konservierenden Effekt ausübt.

Zur Zeit des römischen Kaiserreichs wurde der Lavendel zur Körperpflege und zum Waschen verwendet. Dies scheint auch der Grund für seine Namensgebung zu sein, denn das lateinische Wort „lavare" bedeutet „waschen".

Dennoch kommt der Lavendel, der heute als typische Mittelmeerpflanze gilt, ursprünglich vermutlich aus dem alten Persien bzw. dem heutigen Iran.

Er konnte sich jedoch im Laufe der Zeit immer mehr verbreiten, wobei er in den Küstenlandschaften der Mittelmeerländer ideale Bedingungen fand. Vor allem in Südfrankreich – in der Provence – beeindrucken kilometerlange Lavendelfelder mit ihrem bezaubernden Duft und herrlicher Blütenpracht.

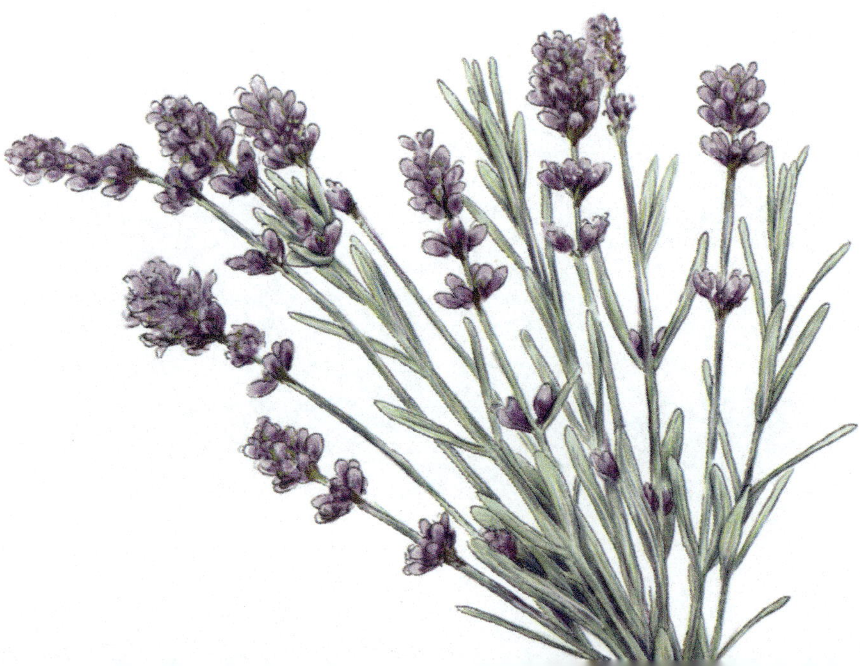

Im Mittelalter waren es Mönche des Benediktinerordens, die auf ihren Pilgerreisen über die Alpen das Duft- und Heilkraut von Italien in den deutschsprachigen Raum brachten. Schnell machte das Kraut sich auch hier einen Namen als exzellente Heil- und Duftpflanze und ist heute auch aus der Küche nicht mehr wegzudenken.

WIRKSAME INHALTSSTOFFE

Die überwiegend in den Blüten enthaltenen wirksamen Inhaltsstoffe sind neben Gerbstoffen, Phenolcarbonsäuren und Flavonoiden vor allem ätherische Öle mit ihren duftenden und heilkräftigen Monoterpenen und deren Abkömmlingen.

WIRKUNG UND ANWENDUNGSBEREICHE

Die Heilkräfte von Lavendel sind sehr vielfältig angelegt. So ist Lavendel vor allem aufgrund seiner Gerbstoffe und ätherischen Öle wirksam gegen vielerlei Bakterien, Viren sowie verschiedene Haut- und Nagelpilze. Daneben hat Lavendel bei innerer Einnahme auch einen ausgesprochen beruhigenden Effekt, weshalb er in Form von Tee oder als Duftkissen oftmals als sanfte Einschlafhilfe empfohlen wird. Auch bei leichten psychischen Unruhezuständen soll der Lavendel – mittlerweile auch in Tablettenform erhältlich – eine ausgleichende Wirkung entfalten.

Der sogenannte Echte Lavendel weist seine stärkste Wirkstoffkonzentration in seinem ätherischen Lavendelöl mit dem charakteristischen Lavendelduft auf. Dieses Öl kommt vor allem in der Aromatherapie zum Einsatz, kann in Badezusätzen und Ölen aber auch – wie alle ätherischen Öle – über die Poren der Haut aufgenommen werden und dort seine wohltuende Wirkung entfalten.

Bekannt ist die Heilwirkung des Lavendels vor allem bei der Behandlung von Brandwunden- und Narben und allgemein bei schlechter Wundheilung.

In der Küche sind die lilafarbenen Lavendelblüten als Bestandteil der Kräutermischung „Kräuter der Provence" bekannt, die in keiner mediterranen Küche fehlen darf.

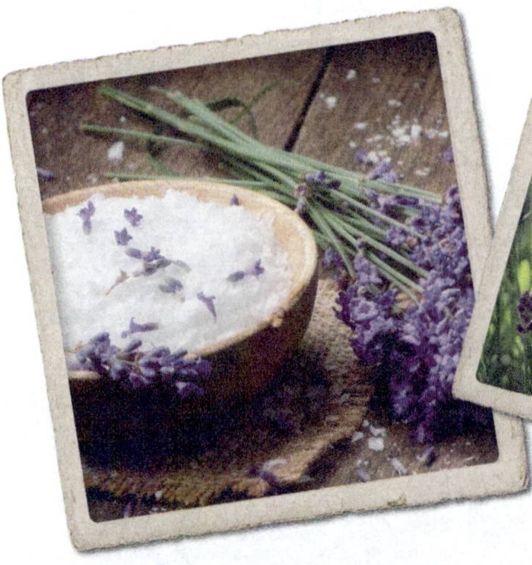

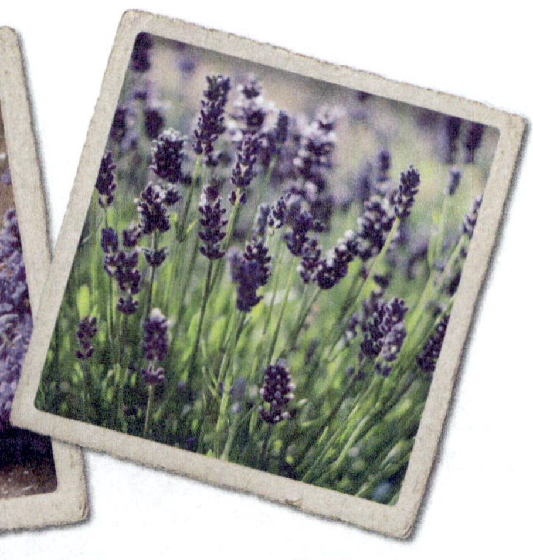

ANBAU- UND ERNTETIPPS

Der Lavendel muss im Garten (als Topfpflanze dagegen schon) kaum gegossen werden, bevorzugt sandig-trockenen Boden und natürlich einen möglichst sonnigen Standort. Sie können den Lavendel ab Mitte Mai entweder aus Samen ziehen oder, was unkomplizierter und weniger zeitaufwendig ist, den bereits vorgezogenen Lavendel als Topfpflanze direkt am gewünschten Standort auspflanzen, sobald der Boden wirklich frostfrei ist. Achten Sie beim Kauf jedoch darauf, dass es sich tatsächlich um den winterharten „Echten Lavendel", also „Lavandula angustifolia" handelt. Der Lavendel ist – wie viele lichthungrige Kräuter – ein Lichtkeimer und darf nach der Aussaat nur leicht mit Erde bedeckt werden. Er benötigt zum Keimen Temperaturen von mindestens 10 °C und keimt dann innerhalb zwei bis drei Wochen.

Sie können Ihren Lavendel im Staudenbeet, Kräuter- oder Gemüsebeet, aber auch in Kübeln kultivieren. Er zieht mit seinen duftenden Blüten zahlreiche Nützlinge in den Garten. In einer Kräuterspirale gehört der sonnenhungrige Lavendel recht weit nach oben, wo der Boden am trockensten ist und er recht viele Sonnenstunden mitbekommt. Damit der Lavendel nicht zu sehr verholzt, muss er mindestens einmal jährlich – von Juni bis Ende August – geerntet und dabei um etwa ein Drittel zurückgeschnitten werden. Bündeln und binden Sie einige Lavendelzweige und hängen Sie diese zum Trocknen mit dem Kopfende nach unten an einem mäßig warmen und dunklen Ort auf. Wichtig ist, dass der Lavendel sowohl vor Feuchtigkeit als auch vor Sonneneinstrahlung geschützt ist. Der Lavendel ist fertig getrocknet, wenn sich die Blüten ganz leicht mit den Fingern von den Stängeln abstreifen lassen.

VERWENDUNG/HALTBARMACHUNG

Die schonend getrockneten Blüten können Sie als beruhigenden Abend- und Schlaftee oder natürlich auch für Gewürzmischungen verwenden. Bei Hautirritationen, aber auch bei Erkältungen kann ein Dampfbad hilfreich sein. Hierfür können Sie aber auch die trockenen Stängel oder die Blätter des Lavendels nehmen, denn auch diese enthalten wirksame Stoffe. Für angenehme Träume soll hingegen ein mit Blüten gefülltes Lavendelkissen sorgen.

Die ätherischen Öle und viele andere Wirkstoffe sind alkohol- und fettlöslich, sodass Sie sowohl eine Tinktur als auch ein mit den frischen oder getrockneten Blüten angesetztes Lavendelöl zubereiten können. Die fertige Tinktur kann tropfenweise eingenommen oder zum Gurgeln verwendet werden. Das Lavendelöl eignet sich vor allem als duftendes Massage- und Hautpflegeöl. Zur Haut- und Haarpflege empfiehlt sich auch ein Lavendelessig, der verdünnt als Gesichtswasser oder Haarspülung zum Einsatz kommt.

Pfefferminze *Mentha x piperita*

LIPPENBLÜTLER (LAMIACEAE)

AUSSEHEN

Die ausdauernd wachsende Pfefferminze wird bis zu 90 Zentimeter hoch. Ihre meist dunkelgrünen Stiele weisen eine unterschiedlich starke Behaarung sowie – je nach Sorte – teilweise eine leicht rötliche Färbung auf. Die eher länglichen Blätter können von tiefgrün bis ins lilafarbene hineingehen und sind am Rand grob eingekerbt. Zwischen Juli und Mitte September entwickelt die Pfefferminze rosafarbige Blüten, die – ebenfalls je nach Sorte – auch blau-lila ausfallen können. Im Herbst zieht die Pflanze ein, um im Frühling mit den ersten Sonnenstrahlen wieder neu austreiben zu können.

Beim Zerreiben mit den Fingern gibt die Pfefferminze ihren herrlich erfrischenden Duft frei, der ebenso in zahlreichen Kaugummis oder Zahncremes enthalten ist.

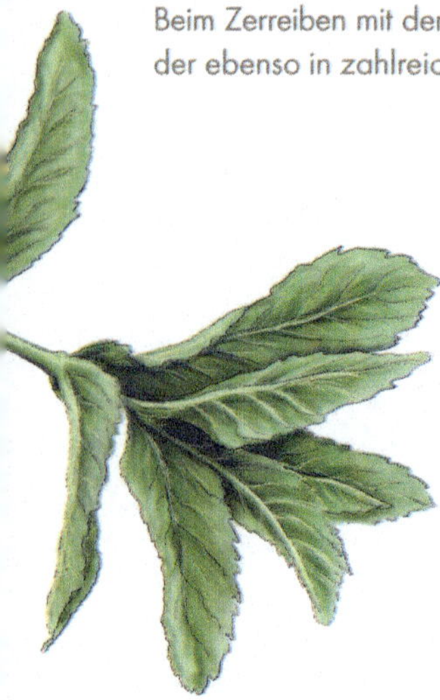

VORKOMMEN/GESCHICHTE

Dass die Pfefferminze heute so bekannt und weit verbreitet ist, haben wir vermutlich dem Engländer John Ray zu verdanken, der diese Pflanze in einem englischen Garten im Jahre 1696 entdeckte.

Es wird angenommen, dass die uns als Heilpflanze bekannte Pfefferminze eine wilde Kreuzung der Grünen Minze und der Bachminze ist. Die Pfefferminze, die ursprünglich eher aus milden Klimazonen kommt, neigt dort auch zur Verwilderung und ist mittlerweile beinahe weltweit zu Hause.

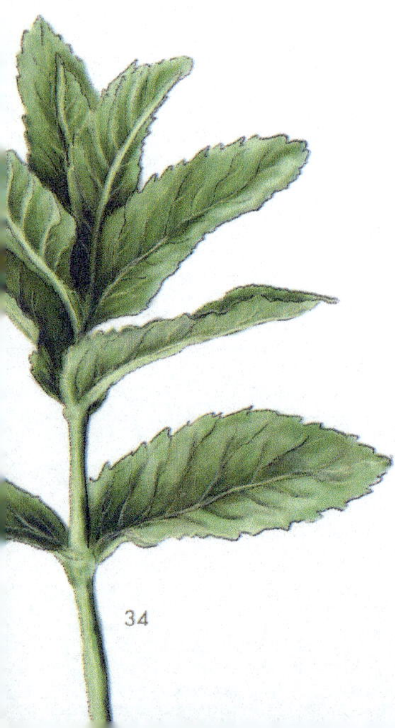

ÜBRIGENS

Wenn Sie sich mehr über die Geschichte, die Kultur, den Anbau, die Verwendung und die Heilkräfte der Pfefferminze erfahren wollen, dann sollten Sie unbedingt einmal das weltweit erste und einzige Pfefferminzmuseum in Eichenau besuchen. Es lohnt sich!

WIRKSAME INHALTSSTOFFE

In den Blättern der Pfefferminze befindet sich das bekannte ätherische Pfefferminzöl, welches überwiegend das für das Aroma hauptverantwortliche Menthol sowie Menthon und weitere Terpene enthält. Daneben enthält die Pfefferminze verschiedene Gerbstoffe wie beispielsweise Rosmarinsäure und zahlreiche wertvolle Flavonoide.

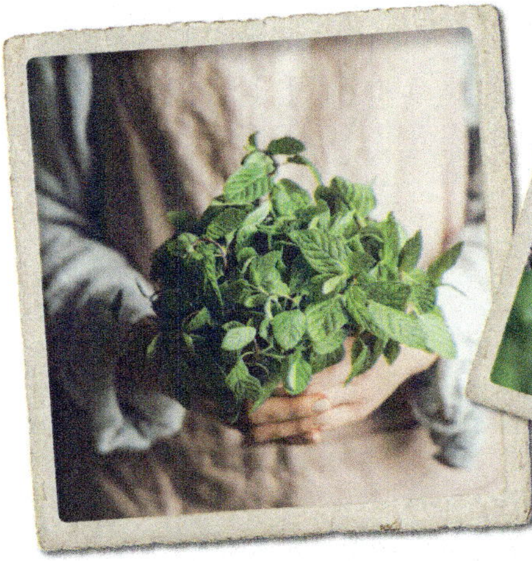

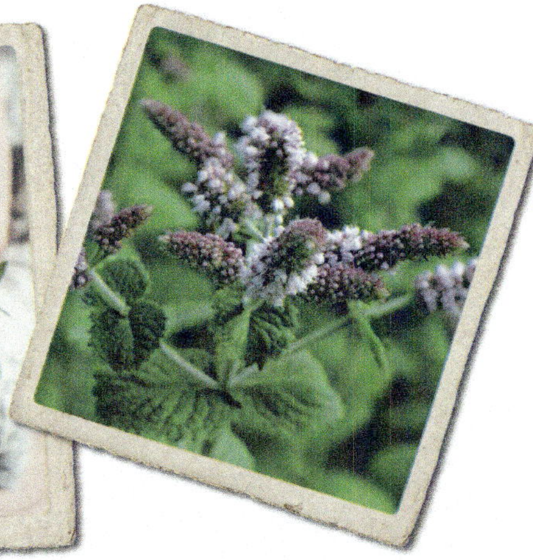

WIRKUNG UND ANWENDUNGSBEREICHE

Die Inhaltsstoffe der Pfefferminze wirken antioxidativ, schmerzstillend, antiviral und antibakteriell, entkrampfend und die Verdauung und den Appetit anregend. Allen voran ist die heilkräftige Wirkung wohl dem enthaltenen Menthol zu verdanken. Bei Erkältungen, Blähungen und krampfhaften Bauschmerzen, Juckreiz und Spannungskopfschmerzen ist die Pfefferminze besonders hilfreich.

WICHTIG!

Sicherer als das reine, ätherische Pfefferminzöl und geradezu unbedenklich ist das Trinken bzw. die Verwendung von Pfefferminztee.

Bei Gallenleiden und Leberschäden ist das reine Pfefferminzöl kontraindiziert. Säuglinge und Kleinkinder unter vier Jahren sollten ebenfalls nicht mit Pfefferminzöl behandelt werden. Dies gilt ebenso für Brusteinreibungen mit bekannten, mentholhaltigen Mitteln. Denn hier kann das enthaltene Menthol unter anderem zu einem gefährlichen Stimmritzenkrampf führen. Auch für die äußerliche Anwendung bei der Selbstbehandlung sollten Sie sicherheitshalber auf nicht so stark konzentrierte Mittel wie beispielsweise Pfefferminzaufgüsse zurückgreifen, um eventuelle Überreaktionen und Hautreizungen zu vermeiden. Kinder ab vier Jahren bis zu zehn Jahren sollten täglich Pfefferminztee jedoch insgesamt höchstens aus fünf Gramm Pfefferminzblättern trinken, kleinere Kinder höchstens bis zu drei Gramm. Kinder unter einem Jahr sollten vorsichtshalber gar keinen Pfefferminztee bekommen.

Wenn Sie gerade homöopathisch behandelt werden, sollten Sie für eine Weile ganz auf Pfefferminzprodukte verzichten und auch eine mentholfreie, homöopathie-verträgliche Zahncreme verwenden. Ihre Globuli dürfen auch nicht in der Nähe von mentholhaltigen Tees oder anderen Pfefferminzprodukten stehen.

Die Inhaltsstoffe der Pfefferminze stellen einen recht starken Heilreiz dar. Im Übermaß kann dieser - wie alle anderen Heilreize auch - sich ins Gegenteil verkehren.

Bei vernünftigem Gebrauch ist die Pfefferminze jedoch ein probates Mittel gegen vielerlei Beschwerden.

ANBAU- UND ERNTETIPPS

Die Echte Pfefferminze kaufen Sie am besten als aus Trieben gezogene Jungpflanze. Ideal ist ein halbschattiger, leicht sonniger Platz und ein nährstoffreicher Boden. Doch Vorsicht: Diese Pflanze neigt dazu, sich über ihre Ausläufer in Windeseile zu verbreiten, weshalb sie auch nicht so gut für eine Kräuterspirale geeignet ist. Sie wird daher vielerorts bevorzugt in großen Kübeln angebaut. Alle drei Jahre können Sie den Wurzelballen der Pflanze beim Umtopfen teilen. Dies dient der Verjüngung der Pflanze und Sie haben statt einer Pflanze zwei Pflanzen, deren Blätter Sie ernten können. Sie können von Frühjahr bis zum Herbst, also beinahe das ganze Jahr über, die Blätter der Pfefferminze ernten und entweder frisch verwenden oder schonend trocknen. Im Juni dürfen Sie aber auch die ganzen Stängel bodennah abschneiden und zum Trocknen kopfüber an einem nicht zu sonnigen Ort aufhängen.

VERWENDUNG/HALTBARMACHUNG

Vor allem als Tee können Sie diese herrlich duftende Pflanze verwenden. Hierfür wird das Wasser nur siedend heiß und nicht mehr kochend über die frischen oder getrockneten Blätter gegossen und der Tee, während der fünfminütigen Ziehzeit bedeckt, damit nicht zu viele ätherische Öle verloren gehen.

Im Sommer erfrischt und kühlt ein Pfefferminztee aufgrund des enthaltenen Menthols wunderbar, weshalb heißer Pfefferminztee im sonnigen Orient gern täglich zum Abkühlen getrunken wird.

Durch Mazeration können Sie ein schonendes Pfefferminzöl, also ein nicht rein ätherisches Pfefferminzöl zum Einreiben herstellen.

Für die Verdauung empfiehlt sich - neben der Verwendung als Tee - das Ansetzen eines vorzüglichen Pfefferminzlikörs. Von diesem dürfen Sie - in Maßen und nur bei einer gesunden Leber - immer wieder einmal ein kleines Schnapsgläschen voll trinken.

Die Herstellung ist denkbar einfach:

Geben Sie frische oder getrocknete Pfefferminzblätter in ein großes, gut verschließbares (Bügel)Glas mit breiter Öffnung. Füllen Sie das Glas bis etwa zu einem Drittel. Sie können auch gern einige Blätter Zitronenmelisse oder eine in Scheiben geschnittene Bio-Zitrone hinzufügen, wenn Sie mögen. Nun füllen Sie das Glas bis etwa zur Hälfte mit Kandiszucker auf und gießen dann einen möglichst hochprozentigen Korn dazu, bis Blätter und Zucker vollständig mit Korn bedeckt sind. Stellen Sie den Ansatz auf einen Schrank und schütteln Sie ihn täglich einmal vorsichtig durch.

Nach etwa sechs Wochen können Sie den Likör abseihen und in die leere Kornflasche geben.

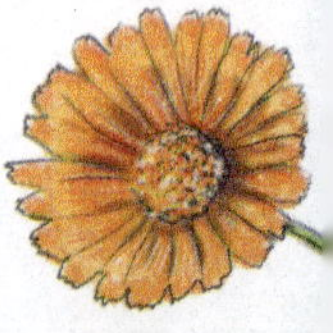

Ringelblume *Calendula officinalis*

KORBBLÜTLER (ASTERACEAE)

AUSSEHEN

Die verästelten, aufrechten Stängel sind leicht behaart und werden meist bis zu einem halben Meter lang. An ihnen wachsen die beinahe lanzettartigen, hellgrünen Blätter.

Zwischen Juni und Oktober erscheinen immer wieder neue, etwa vier Zentimeter große und farbige (gelb bis rot-orange) Blütenkörbe. Die Ringelblume ist einjährig, kann sich aber sehr leicht durch Selbstaussaat vermehren.

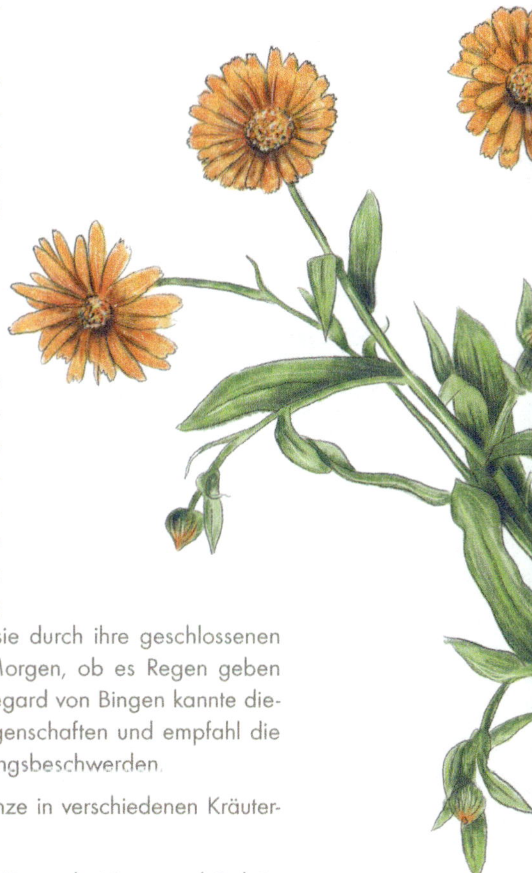

VORKOMMEN/GESCHICHTE

Der Ursprung der Ringelblume, deren Samen tatsächlich geringelt sind, war einst wahrscheinlich im Mittelmeerraum. Mittlerweile wird die Heilpflanze nicht nur in Europa kultiviert und neigt oftmals zur Verwilderung. Allerlei Legenden ranken sich um diese hübsche Blume, die im Altertum vor allem für verschiedene Liebeszauber Verwendung fand. Den Bauern verrieten und verraten sie durch ihre geschlossenen oder geöffneten Blütenköpfe am frühen Morgen, ob es Regen geben oder die Sonne scheinen wird. Schon Hildegard von Bingen kannte diese Gartenschönheit mit ihren heilsamen Eigenschaften und empfahl die „Ringula" bei Hautproblemen und Verdauungsbeschwerden.

Nach dem 13. Jahrhundert wurde die Pflanze in verschiedenen Kräuterbüchern erwähnt.

Im frühen 19. Jahrhundert erwog man ihren Einsatz bei Brust- und Gebärmutterhalskrebs. Sogar die Kommission E für pflanzliche Arzneimittel des Bundesgesundheitsministeriums veröffentlichte im Jahre 1984 einen Bericht über die Vorteile ihrer Blüten in Bezug auf die innere wie äußere Anwendung bei Haut- und Schleimhautproblemen.

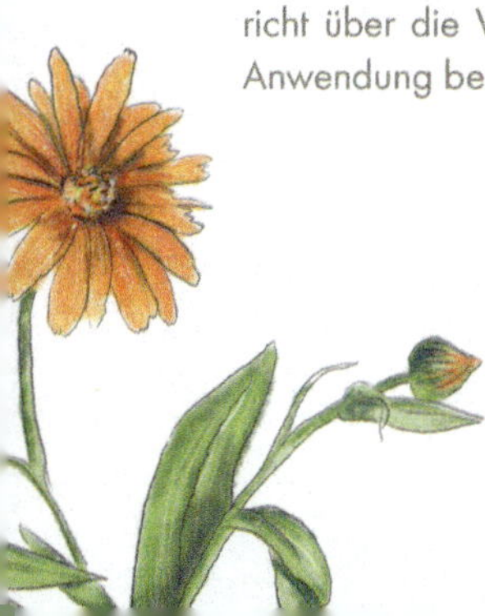

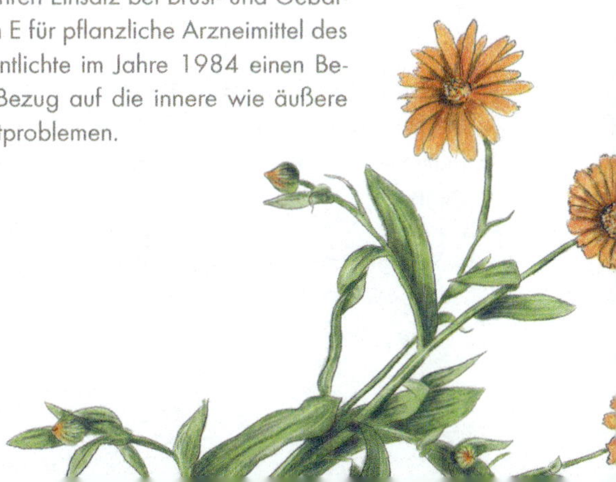

WIRKSAME INHALTSSTOFFE

Die wichtigsten Inhaltsstoffe sind in den Ringelblumen-Blüten enthalten. Dabei handelt es sich vor allem um Bitterstoffe wie Calendulin, ferner Apfelsäure, Flavonoide, Triterpensaponine, Polysaccharide und Carotinoide. Außerdem enthalten die Blüten eine geringe Menge ätherischer Öle.

Die fettreichen Früchte weisen darüber hinaus die bekannte, aber selten vorkommende Calendulasäure auf.

WIRKUNG UND ANWENDUNGSBEREICHE

Die Ringelblume gilt als entkrampfend, wundheilfördernd, leicht antiseptisch, schweißtreibend, schmerzstillend und hautberuhigend. Damit besitzt diese Pflanze ein recht breites Wirkspektrum, – entsprechend groß ist ihr Einsatzgebiet. Ob zur Förderung der Wundheilung, zur Linderung von Zahnschmerzen oder Mundschleimhaut- und Zahnfleischentzündung oder bei schmerzhaften Verdauungsproblemen: Die Ringelblume (Calendula) sollte auf jeden Fall einen festen Platz in Ihrer pflanzenbasierten Hausapotheke erhalten.

ANBAU- UND ERNTETIPPS

Wenn Sie die Pflanze aufgrund ihrer heilsamen Eigenschaften kultivieren, lohnt sich der Anbau im Kübel kaum.

Die einjährige Ringelblume säen Sie daher am besten in Gruppen an Ort und Stelle im Garten aus, sobald keine Fröste mehr zu erwarten sind.

Der Standort sollte leicht sonnig sein. An den Boden stellt die genügsame Ringelblume keine großen Ansprüche, bevorzugt jedoch einen schwach sauren Boden mit moderatem Lehmanteil. Eine Extraportion Humus kann ebenfalls nicht schaden. Zu viel Stickstoff hat allerdings ein kräftiges Blätterwachstum zur Folge, was dann zulasten der Blütenbildung geht. Mit ihren farbenfrohen Blüten lockt sie etliche Nützlinge in den Garten und macht sowohl im Gemüse- oder Kräuterbeet als auch im Blumenbeet eine gute Figur. Sie können die Blüten der Ringelblume zwischen Juni und Oktober bei trockenem Wetter beinahe täglich ernten.

VERWENDUNG/HALTBARMACHUNG

Für den Vorrat im Winter sollten Sie die geernteten Blüten an einem schattigen Platz trocknen oder zur weiteren Verwendung zeitnah in Öl oder Alkohol (Tinktur) einlegen.

Bei Magen-Darm-Beschwerden kann ein Tee aus frischen oder getrockneten Blüten eine wohltuende, entspannende Wirkung entfalten. Bei schlecht heilenden Wunden empfiehlt sich eine selbst gemachte Ringelblumen-Heilsalbe. Bei Entzündungen im Mund- oder Rachenraum können Sie mit einem Aufguss aus Ringelblumenblüten oder lauwarmem Wasser, in welchem Sie einige Tropfen einer Ringelblumen-Tinktur auflösen, mehrmals täglich gurgeln. Ein selbst angesetztes Ringelblumenöl können Sie zum Betupfen oder Einreiben von Warzen, Insektenstichen, Hühneraugen und bei vielen weiteren Hautproblemen verwenden.

ÜBRIGENS

Der Zusatz „officinalis" , welchen Sie hinter vielen Pflanzennamen finden, bedeutet, dass diese Pflanzenfamilie in irgendeiner Form arzneilich verwendet wird.
Daher tragen besonders viele auch in der Volks- und Naturheilkunde bekannten Pflanzen den Beinamen „officinalis".

WICHTIG

Ob Sie Ihre getrockneten Blüten bzw. Blätter einer Heilpflanze, ein aus den Pflanzenteilen hergestelltes Öl oder eine Tinktur aufbewahren wollen:

Besorgen Sie sich hierfür nach Möglichkeit sogenannte Dunkelgläser. Denn die meisten Wirkstoffe von Pflanzen sind lichtempfindlich und verlieren bei starker Lichteinwirkung wertvolle Inhaltsstoffe und Aromen. In einem trockenen, frostfreien, aber dennoch kühlen Raum sind Ihre Heilkräuter und die meisten der daraus selbst hergestellten Produkte am besten aufgehoben und bis zur nächsten Ernte haltbar.

Außerdem sollten nur hundertprozentig trockene Pflanzenteile in geschlossenen Behältern aufbewahrt werden, um Schimmelbildung vorzubeugen. Sollten Sie dennoch einmal in einem Glas mit Heilkräutern Schimmelbefall feststellen, müssen Sie den Inhalt unbedingt entsorgen und das Glas besonders sorgsam ausspülen.

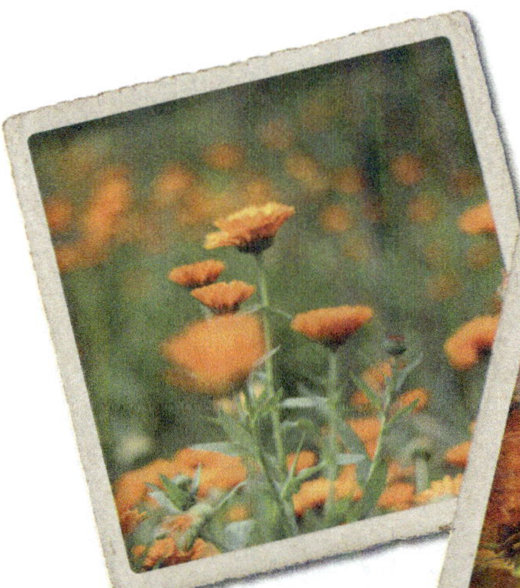

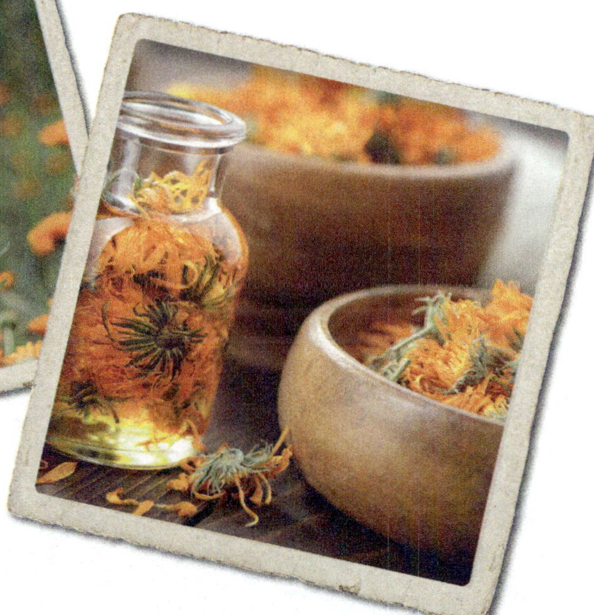

Salbei *Salvia officinalis*

LIPPENBLÜTLER (LAMIACEAE)

AUSSEHEN

Bei den meisten Salbeiarten handelt es sich um ausdauernde Salbeiarten. Es kommen aber auch ein- und zweijährige und insgesamt mehr als 800 Arten vor. Wenn Sie Salbei als Heilpflanze im Garten oder im Kübel kultivieren wollen, sollten Sie jedoch unbedingt auf den ausdauernden Heilsalbei (Salvia officinalis) zurückgreifen. Die Pflanze entwickelt mit der Zeit einen strauchartigen Wuchs und kann bis zu 80 Zentimeter hoch werden. Sie besitzt längliche, grau-grüne Blätter von filzigem Aussehen. Wenn Sie über die Oberfläche der Blätter streichen, werden Sie ebenfalls das Gefühl haben, über einen zarten Flaum oder Filz zu streichen. Schon beim vorsichtigen Reiben der Blätter kommt Ihnen der charakteristische, an scharfes Kampfer erinnernde Salbeiduft entgegen. Zwischen Mai und August entwickelt der Salbei wunderschöne, rosa- bis lilafarbige Blüten, die ebenfalls geerntet werden können. Aber eigentlich sind sie viel zu schade dafür, da sie nicht nur schön aussehen, sondern auch zahlreichen Nützlingen wertvolle Pollen und Nektar bieten.

ÜBRIGENS

Der Echte Salbei ist für das Jahr 2023 zur Heilpflanze des Jahres gekürt worden.

VORKOMMEN/GESCHICHTE

Der Heilsalbei ist ursprünglich eine aus dem Mittelmeerraum stammende Pflanze. Doch schon vor dem Mittelalter wurde er in andere Länder exportiert und dort weiter angebaut. Rasch wurden seine vielfältigen Heilkräfte und Verwendungsmöglichkeiten in der Küche auch außerhalb der Mittelmeerländer bekannt. Aus den Klostergärten Deutschlands war er bald nicht mehr wegzudenken. Heute ist er weltweit bekannt und ist auch auf anderen Kontinenten zu Hause.

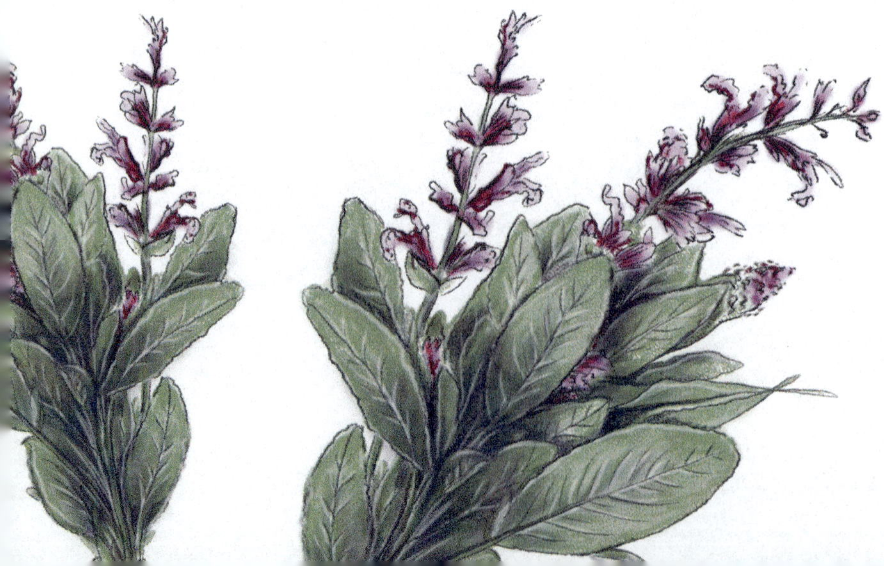

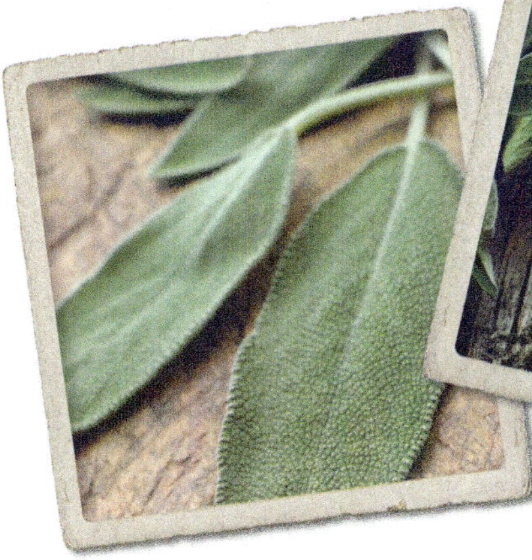

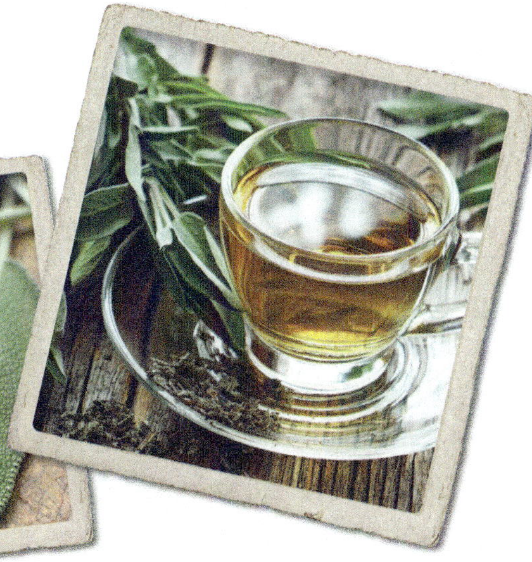

WIRKSAME INHALTSSTOFFE

Die für seine Heilwirkung wohl wichtigsten Inhaltsstoffen sind vor allem die ätherischen Öle, die seinen charakteristischen Duft ausmachen. Hier spielen überwiegend Thujon, Cineol und Kampfer die Hauptrolle.

Doch auch Rosmarinsäure, weitere Gerb- und Bitterstoffe sowie wertvolle Flavonoide gehören zu den arzneilich relevanten Inhaltsstoffen des Salbeis.

WIRKUNG UND ANWENDUNGSBEREICHE

Der Echte Salbei wirkt vor allem antientzündlich, adstringierend, antibakteriell, antiviral und vermindert bei regelmäßigem Gebrauch eine übermäßige Schweißproduktion. Seine Wirkung bei Entzündungen im Mundraum oder bei Erkältungen ist wahrscheinlich jedem bekannt, der auch schon einmal Salbeibonbons gegen Halsschmerzen gelutscht hat. Doch auch bei Verdauungsbeschwerden ist der Salbei ein vorzügliches Heilkraut. In der Volks- und Naturheilkunde wird dem Salbei zusätzlich eine reduzierende Wirkung auf die Milchbildung zugeschrieben, weshalb das regelmäßige Trinken von Salbeitee auch beim Abstillen behilflich sein soll.

WICHTIG!

Das im Salbei enthaltene Thujon wirkt sich unter anderem stimulierend auf die weiblichen Unterleibsorgane und den Hormonhaushalt aus. Dadurch kann übermäßiger Salbeigenuss eine menstruationsfördernde Wirkung entfalten. Angeblich wurde der Salbei im frühen Mittelalter sogar als „Abtreibungspflanze" verwendet. Falls Sie stillen, schwanger sind oder werden wollen, sollten Sie also besser auf Salbei verzichten.

ANBAU- UND ERNTETIPPS

Der Salbei liebt nicht nur reichlich Sonne, sondern auch kalkhaltige, sandige Böden. Sehr lehmhaltige Böden sollten Sie also mit Kalk und Sand auflockern, damit sich der Salbei auch wohlfühlt. Sie können den Salbei auch im Kübel kultivieren, wo er ebenfalls steinige, kalkhaltige Pflanzerde bevorzugt. Hier müssen Sie unbedingt Staunässe im Wurzelbereich meiden und sollten der Pflanze jedes Frühjahr einen größeren Topf gönnen, damit sie sich auch gut ausbreiten kann. Am besten kaufen Sie - ob für das Beet oder den Kübel - eine junge Pflanze zum Auspflanzen, die Sie dann mit der Zeit über deren Stecklinge rasch vermehren können. Geerntet werden die Blätter von Mai bis August, wobei ein kleiner Rückschnitt auch zur Verjüngung des Salbeistrauches beiträgt.

VERWENDUNG/HALTBARMACHUNG

Die Blätter des Salbeis eignen sich hervorragend zum Trocknen im Dörrapparat oder Backofen bei höchstens 40 °C. Nach dem Abkühlen kommen sie in ein dunkles Glas und können bei Bedarf für Tees, aber auch Tinkturen, Liköre, Gesichtsdampfbäder, zum Gurgeln und vieles mehr verwendet werden. In der Küche sind sie ebenfalls - beispielsweise als Salbeibutter - ein gesunder und aromatischer Hochgenuss.

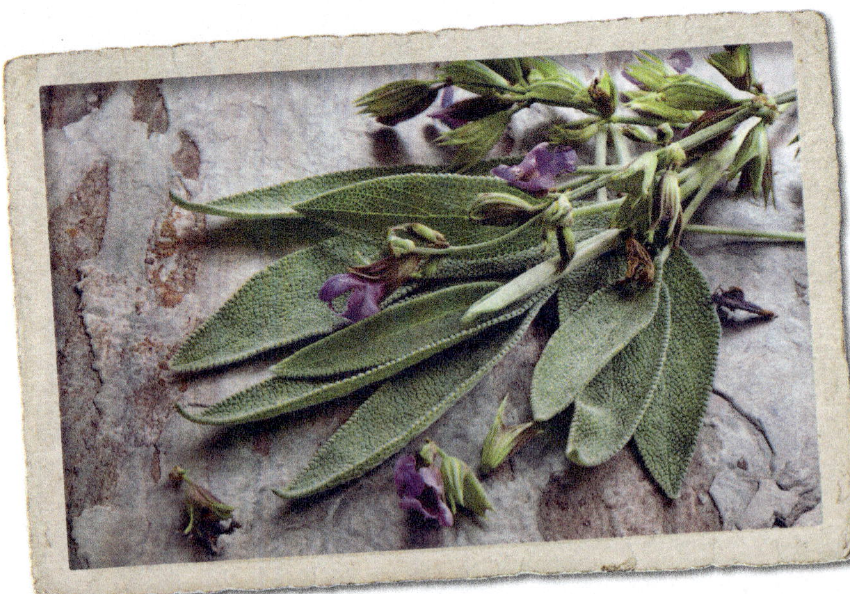

Zitronenmelisse *Melissa officinalis*

LIPPENBLÜTLER

AUSSEHEN

Die mehrjährige Pflanze kann eine Höhe von bis zu einem Meter erreichen, besitzt vierkantige Stängel mit reichlicher Verästelung und beinahe herzförmige, nach Zitronen duftende Blätter. Sie blüht gegen Ende des Sommers. Im Garten vermehrt sie sich vor allem durch Selbstaussaat, wenn die Blütenstände nicht vorher beschnitten werden.

VORKOMMEN/GESCHICHTE

Die Melisse wird namentlich erstmals im Kräuterbuch des Dioskurides erwähnt. Die heute als Melisse bekannte Heilpflanze wurde seinerzeit „Melissophyllon" genannt, was sich wiederum aus dem griechischen Begriff „meliteion" ableitet und Zitronenmelisse bedeutet. Andererseits soll das griechische Wort „Melissa" auch „Honigbiene" bedeuten. Vor allem in den östlichen Mittelmeerländern und Westasien wird der Ursprung dieser Melissenart vermutet. Da sie durch Selbstaussaat recht schnell verwildert, kommt sie in manchen Ländern auch hin und wieder auf unbearbeiteten Böden inmitten der Natur vor. Während sie hierzulande erst seit dem späten Mittelalter als Heil- und Gewürzpflanze kultiviert wurde, war sie sowohl bei den Römern und den Indern als auch in den arabischen Ländern bereits lange bekannt. So gab und gibt es noch heute Marmeladen mit Zitronenmelisse. Auch in Salaten und vor allem in feinen Kräuterlikören durfte dieses duftende Heilkraut nicht fehlen. Für die Herstellung feinster Parfüme, Salben, Kräuterweine und natürlich frisch oder getrocknet als Tee war sie seit jeher besonders interessant. Der englische Arzt und Apotheker Nicholas Culpeper, der die Pflanzen auch unter astrologischen Gesichtspunkten einordnete, schrieb der Zitronenmelisse unter anderem jupiterartige Kräfte zu. Er empfahl in Honig eingelegte, getrocknete Zitronenmelisse bei Problemen in Liebesangelegenheiten. Auch Hildegard von Bingen war eine überzeugte Anhängerin dieser herrlich duftenden Pflanze mit ihrem breiten Wirkspektrum.

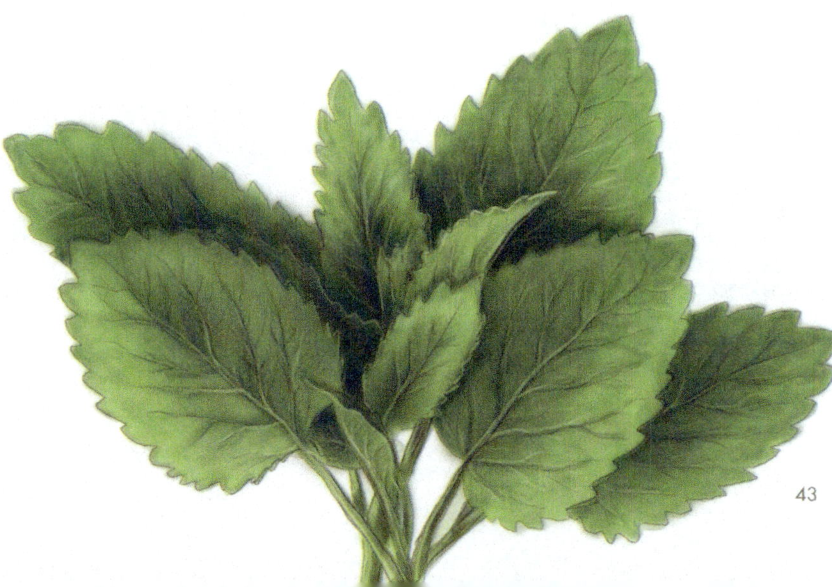

WIRKSAME INHALTSSTOFFE

Die zitrusartig duftenden Melissenblätter enthalten vor allem ätherische Öle. Als besonders wirksam und für den charakteristischen Duft verantwortliche ätherische Öle sind hier Citral, Geranial, Neral und Citronellal sowie das ebenfalls im Thymian enthaltene Thymol zu nennen. Daneben weisen die Blätter das entzündungshemmende Phytocannabinoid Beta-Caryophyllen sowie Rosmarinsäure und Kaffeesäure auf. Ebenfalls in den Blättern enthalten sind Harze und Schleimstoffe sowie verschiedene Glykoside wie beispielsweise Saponine.

WIRKUNG UND ANWENDUNGSBEREICHE

Vor allem als Tee soll die Melisse ihre beruhigende Wirkung entfalten und bei nervösen Unruhzuständen und Schlafproblemen getrunken werden. Doch auch ein selbst gemachter Likör kann hier gute Dienste tun. Für beide Zwecke können Sie die Melisse mit anderen beruhigenden Kräutern mischen. Bestens geeignet sind hierfür frische oder getrocknete Hopfenblüten, Baldrian, Lavendel sowie die hübsche Passionsblume.

Auch bei Blähung, Völlegefühlen und dem sogenannten Roemheld-Syndrom ist das Trinken von Melissentee zu empfehlen. Seit kurzem wurde in Laborversuchen nachgewiesen, dass unsere Zitronenmelisse recht wirksam die allseits gefürchteten Herpes-simplex-Viren bekämpfen kann. Um selbst etwas gegen Lippenherpes zu unternehmen, können sie täglich mehrfach etwas selbst gemachte Melissen-Tinktur oder Melissenöl auf die betroffene Stelle geben – am besten schon beim ersten Kribbeln, noch bevor daraus ein ausgewachsener Lippenherpes wird. Auch eine selbst gemachte Melissensalbe kann hier hilfreich sein. Das Öl der Melisse ist sehr teuer, weshalb ein selbst gemachtes Badeöl oder Badesalz aus eigens angebauter Melisse für ein entspannendes Badeerlebnis schon ein kleiner Luxus ist, obwohl es Sie so kaum etwas kostet.

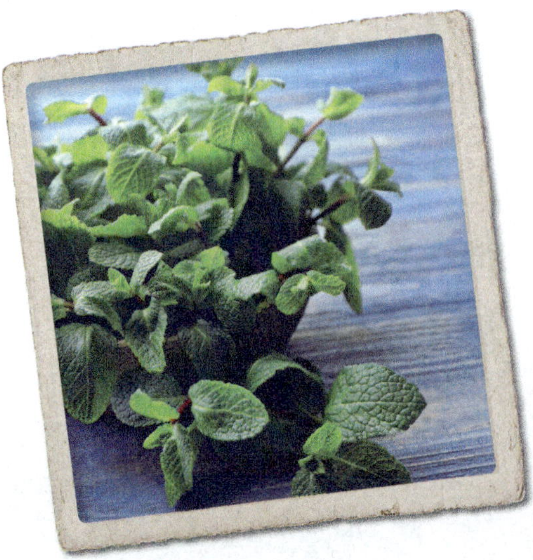

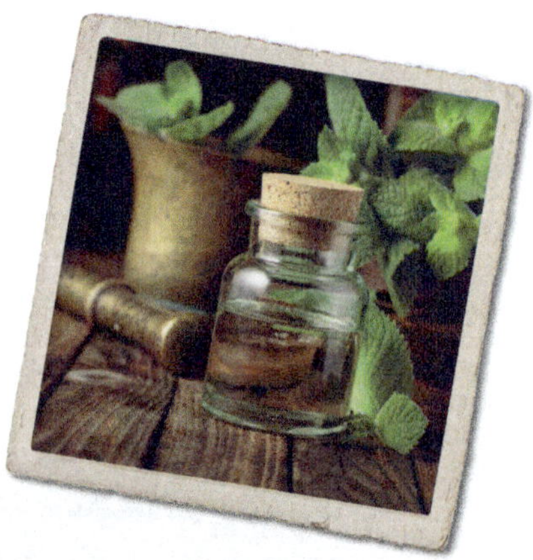

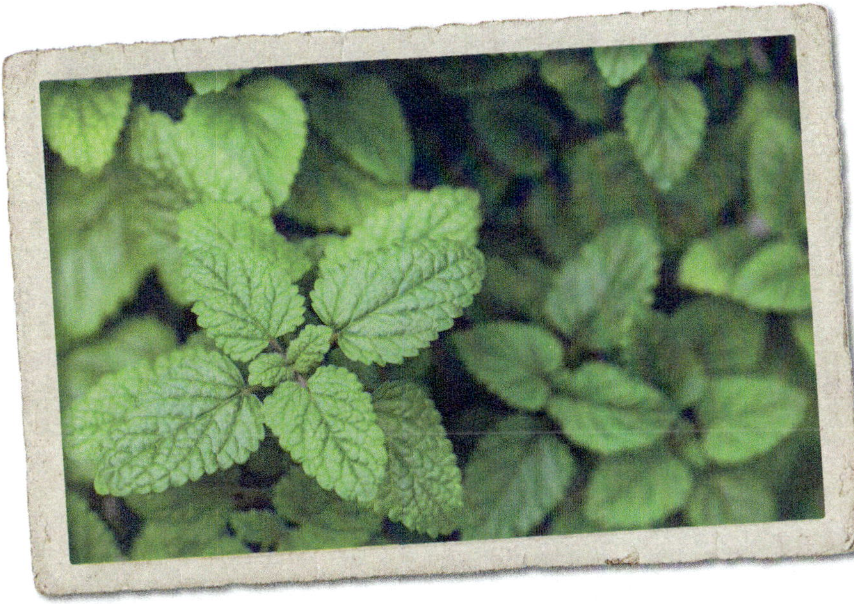

ANBAU- UND ERNTETIPPS

Sie können die Melisse aussäen oder aber als fertig vorgezogene Topfpflanze im Garten auspflanzen. Die Direktsaat sollten Sie erst bei dauerhaft frostfreiem Boden vornehmen. Ob Sie nun Ihre Melisse direkt aussäen oder bereits vorgezogen auspflanzen: Sie gedeiht am besten in sandigem, kalkreichen Boden mit moderatem Lehmanteil. Im leichten Halbschatten, aber auch an sehr sonnigen Standorten fühlt sie sich wohl. Sie sollte keinesfalls austrocknen, verträgt aber auch keine Staunässe. Daher sollte der Boden gut durchlässig sein. Das gilt vor allem, wenn Sie Ihre Melisse als Kübelpflanze kultivieren, was prinzipiell problemlos gelingt. Sie können sich bei Bedarf jederzeit frische Blätter der Pflanze abschneiden. Denn höchsten Wirkstoffgehalt hat die Melisse jedoch kurz vor ihrer Blütezeit zwischen Juni und Juli. Für eine richtige erste Ernte schneiden sie die Melisse etwa eine Handbreit über dem Boden ab.

VERWENDUNG/HALTBARMACHUNG

Für die weitere Verwendung sollten Sie die Melisse in Bündeln kopfüber an einem trockenen, nicht zu hellen Ort aufhängen oder im Dörrautomat bzw. Ofen bei höchstens 40 °C schonend trocknen. Für Tees, Salate, Liköre und Tinkturen und können sie aber auch jederzeit die frischen Blätter verwenden. Doch auch der Tee aus den getrockneten Blättern besitzt noch das typische Zitrusaroma und die meisten wirksamen Inhaltsstoffe der Melisse.

Steckbriefe

Basilikum *Ocinum basilicum*

LIPPENBLÜTLER (LAMIACEAE ODER LABIATAE)

- Asien
- warm und sonnig, nährstoffreicher Boden, Kultivierung auch als Topf- oder Kübelpflanze möglich
- Voranzucht im Minigewächshaus auf der Fensterbank ab Februar/März, Pflanzung/Direktaussaat auf Balkon oder im Beet ab Ende Mai
- fast das ganze Jahr über, letzte, vollständige Ernte ab August bis September
- Blätter ei- bis kelchförmig, tiefgrün bis rötlich, Form, Größe und Farbe der Blätter variieren je nach Basilikumart mit rosa bis rötlich-weißfarbigen Blüten
- Juni bis Oktober
- je nach Art zwischen ca. 15 bis 60 Zentimeter
- ausdauernd, hier jedoch meist nur einjährig, da nicht winterfest
- antibakteriell, entzündungshemmend, entkrampfend
- Küchenkraut für mediterrane Gerichte, Tee
- Insektenstiche, Kopfschmerzen, Erkältungs- und Gelenkbeschwerden, Schlafprobleme, Verdauungs- und Unterleibskrämpfe

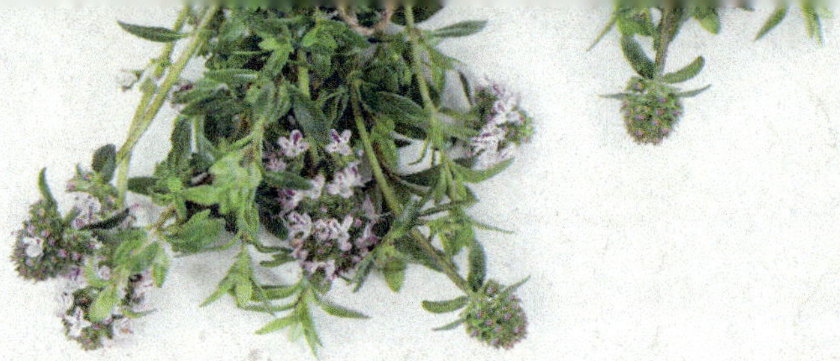

Bohnenkraut *Satureja hortensis*

LIPPENBLÜTLER (LAMIACEAE ODER LABIATAE)

- einjähriges Bohnenkraut – östlicher Mittelmeerraum, mehrjähriges Bergbohnenkraut – südeuropäisches Festland
- warm und sonnig, trockener, nährstoffarmer Boden, Kultivierung auch als Topf- oder Kübelpflanze möglich
- Direktaussaat oder Voranzucht ab Anfang April im Minigewächshaus, Pflanzung in Beet oder Kübel vorgezogener bzw. gekaufter Topfpflanzen ab Mitte Mai
- einjähriges Bohnenkraut vor und während der Blütezeit, mehrjähriges Bohnenkraut beinahe das ganze Jahr über
- buschiger Halbstrauch mit lanzettförmigen Blättern von dunkelgrüner Farbe und rosa- bis lilafarbenen Blüten
- Juli bis Oktober
- Bergbohnenkraut bis zu 70 Zentimeter, einjähriges Bohnenkraut etwas niedriger
- einjährig oder als mehrjähriges Bergbohnenkraut
- antibakteriell, verdauungsfördernd, schleimlösend, beruhigend
- Küchenkraut, Tee, Sud, Umschläge, Salbe, Tinktur
- Magen-Darm-Beschwerden, Erkältungssymptome, verminderte Libido, Hautunreinheiten und Insektenstiche

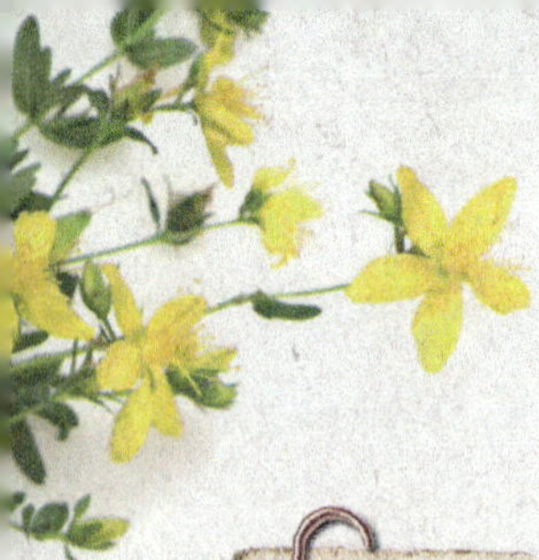

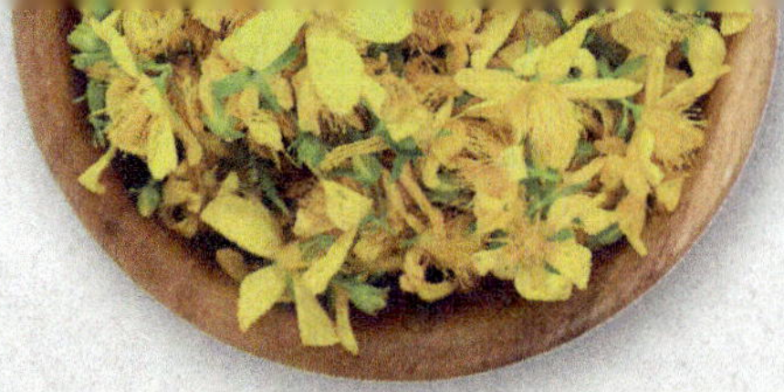

Johanniskraut *Hypericum perforatum*

HARTHEUGEWÄCHSE

Europa

sonnig bis halbschattig, durchlässiger, humoser, leicht kalkhaltiger Boden

Direktaussaat ab frühestens Mitte Mai (Mindestkeimtemperatur von 18 °C)

von Mai bis Oktober, vorzugsweise jedoch um den Johannistag (24. Juni) herum

aufrecht stehender Stängel mit länglichen, oval-förmigen und mit durchscheinenden Punkten versehenen Blättern, in Doldentrauben wachsende goldgelbe Blüten mit dunklen Punkten, bei Reibung tritt roter Saft aus den Blütenblättern aus

je nach Standort Anfang Juni bis September

zwischen 50 und 100 Zentimeter

ein- und mehrjährige Arten

stimmungsaufhellend, entzündungshemmend, hautberuhigend, photosensibilisierend, entspannend (soll sogar den Cortisolspiegel im Gehirn senken können)

Tee, Umschläge, Tinktur, Pflege- und Massageöl, Salben

leichte bis mittelschwere Depressionen, Ängste, Stress, Schlafprobleme, Migräne, innere Unruhe, Sonnenbrand, Verbrennungen, Hautprobleme allgemein, Akne und Schuppenflechte

Kamille *Chamomilla recutita Matricaria recutita*

KORBBLÜTLER

Süd- und Osteuropa

sonnig und warm, Boden eher karg, kalkhaltig und durchlässig, Kultivierung auch als Topf- oder Kübelpflanze möglich

Direktaussaat ab Mitte Mai und/oder zwischen August und September ins Kräuterbeet, Voranzucht im Minigewächshaus auf der Fensterbank ab Anfang März möglich, Pflanzung vorgezogener Pflanzen ab Mitte Mai

ab Juni bis September, vorzugsweise jedoch Mitte bis Ende Juni

krautig und locker buschig wachsend, filigrane, fiederteilige Blätter, weiße Blüten mit gelben Blütenkörbchen

Mai bis Ende August

bis ca. 50 Zentimeter

einjährig

entzündungshemmend, antibakteriell, entblähend, krampflösend, beruhigend

Tee, Aufguss, Tinktur, Dampfbad, Umschläge, Salbe

Magen-Darmbeschwerden allgemein, Durchfall, Blähungen, Bauchkrämpfe, Unterleibskrämpfe und Magengeschwüre

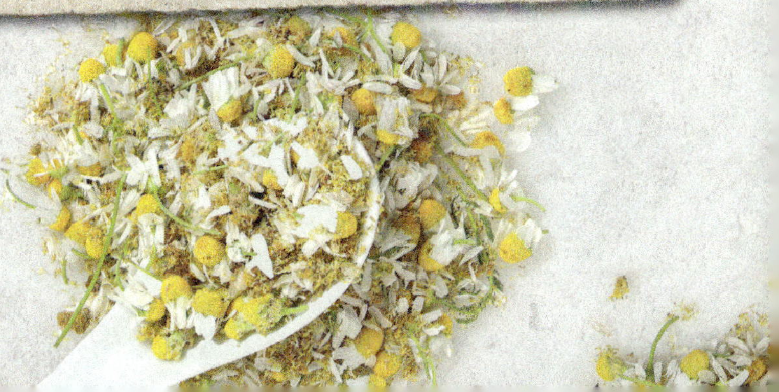

Große Kapuzinerkresse *Tropaeolum majus*

KAPUZINERKRESSEGEWÄCHSE

- Hybrideltern vermutlich aus Südamerika stammend
- sonnig, wind- und regengeschützt, nicht zu nährstoffreicher Boden, Kultivierung auch als Kübelpflanze möglich
- Zwischen Ende Februar und Mitte April Voranzucht im Mini-Gewächshaus auf der Fensterbank, Direktaussaat oder Pflanzung der vorgezogenen Pflanzen nach den Eisheiligen ab Mitte Mai
- erste Blätter etwa sechs Wochen nach der Aussaat, Blüten nach Erscheinen, Ernte bis zum ersten Frost möglich
- fleischige Stängel, schildförmige, dunkelgrüne, bis zu zehn Zentimeter große Blätter mit wasserabweisendem Lotus-Effekt, gelb-orange- oder rotfarbene, essbare Blüten
- Ende Mai bis Anfang Oktober
- kann bis zu mehreren Metern in die Höhe bzw. Breite wachsen, benötigt dafür eine Rankmöglichkeit
- hierzulande einjährig
- schleimlösend, antibakteriell, antimykotisch, antiviral, durchblutungsfördernd, blutreinigend, immunstärkend
- in Salate, dekorative, essbare Beilage, Tinktur
- Pilzerkrankungen, viral oder bakteriell bedingte Entzündungen der oberen Atemwege, Halsschmerzen, absteigende Infekte, Schnupfen sowie Neben- und Stirnhöhlenentzündung

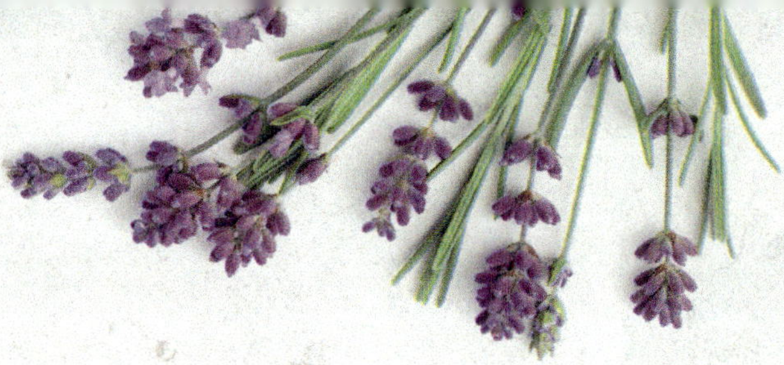

Lavendel *Lavandula angustifolia*

LIPPENBLÜTLER

- Persien (heutiger Iran)
- sonnig und warm, nährstoffarmer, durchlässiger Boden, Kultivierung auch als Kübelpflanze möglich
- Direktaussaat ab Mitte Mai oder Voranzucht ab Mitte Februar im Minigewächshaus, Pflanzung in Kübel oder Beet nach den Eisheiligen ab Mitte Mai
- von Juni bis Ende August
- Zwergstrauch mit grau-silbrig-behaarten Stängeln und lanzettartigen Blättern sowie lilafarbenen, in Scheinquirlen angeordneten Blüten
- je nach Art und Standort von Anfang Juni bis in den Oktober hinein
- 30 bis 60 Zentimeter, einige Arten bis zu 1,5 Meter
- mehrjährig, meist bis zu zehn Jahre, dann lässt die Blühfreudigkeit merklich nach
- antibakteriell, antiviral, antimykotisch, antientzündlich, beruhigend, hautpflegend
- Küchenkraut, Kräuteressig, Tee, Dampfbad, Duftkissen, Tinktur, Öl
- Unruhezustände, Schlafstörungen sowie Narben- und Brandnarbenbehandlung

Pfefferminze *Mentha x piperita*

LIPPENBLÜTLER (LAMIACEAE)

- Zufallskreuzung aus England
- eher halbschattiger als sonniger Standort, nährstoffreicher Boden
- nach den Eisheiligen Pflanzung vorgezogener Jungpflanzen, nicht zu dicht in Beet oder Kübel pflanzen
- einzelne Blätter von Frühjahr bis Herbst, im Juni ganze Stängel kräftig zurückschneiden (Pfefferminze treibt im Frühjahr erneut aus)
- ausdauernde Pflanze mit grün-rötlichen, behaarten Stielen und länglichen Blättern
- Juni bis September
- ca. 50 bis 90 Zentimeter
- mehrjährige Staude, zieht im Herbst ein und treibt im Frühjahr neu aus
- antioxidativ, analgetisch (schmerzstillend), antiviral, antibakteriell, entkrampfend, verdauungs- und appetitanregend
- Tee, Likör, Tinktur, Salbe, Öl, Allrounder in der Küche
- Erkältungen, Blähungen, krampfhafte Bauschmerzen, Juckreiz und Spannungskopfschmerzen

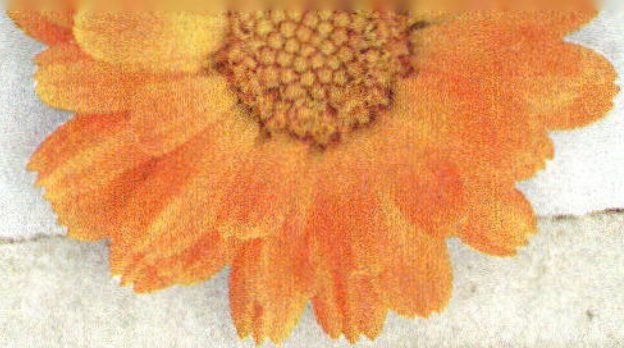

Ringelblume *Calendula officinalis*

KORBBLÜTLER

- nicht sicher, wahrscheinlich Mittelmeerraum
- sonnig bis halbschattig, ansonsten anspruchslos, Kultivierung auch als Topf- oder Kübelpflanze möglich, aber nicht lohnend
- am besten als Direktaussaat ab Mitte Mai
- bei sonnigem Wetter zwischen Juni und Oktober beinahe täglich
- Krautige, buschig wachsende Pflanze, verästelte, aufrechtwachsende, leicht behaarte Stängel, lanzettförmige Blätter von hellgrüner Farbe, gelb und/oder rot-orangefarbige Blüten
- zwischen Juni und Oktober
- 50 bis 80 Zentimeter
- einjährig
- Wundheilung fördernd, antientzündlich, antimikrobiell, antiviral, antimykotisch
- Tee, Tinktur, Öl, Salbe
- schlecht heilende Wunden, Zahnschmerzen, Mundschleimhaut- und Zahnfleischentzündung sowie Verdauungsprobleme

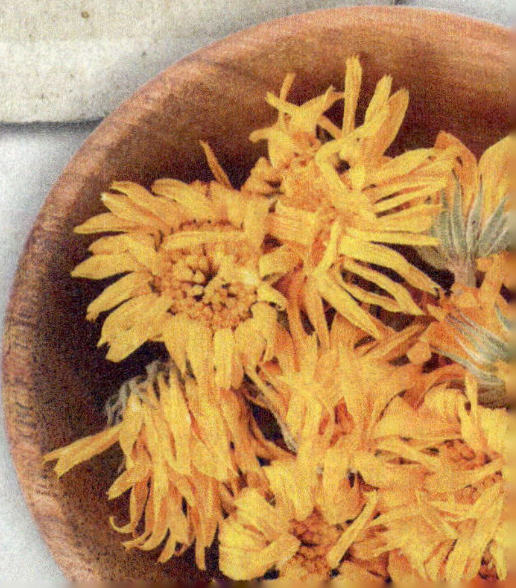

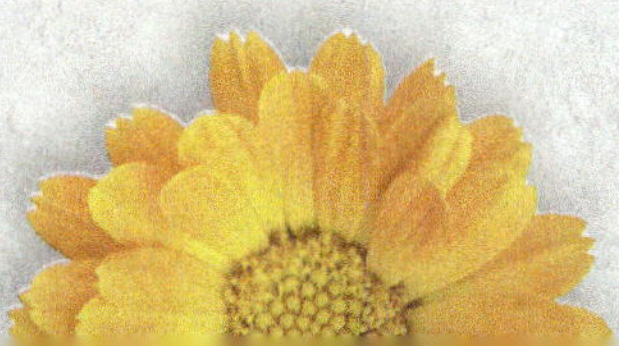

salbei *Salvia officinalis*

LIPPENBLÜTLER

- Mittelmeerraum
- möglichst sonniger Standort und kalkhaltiger, sandiger bis steiniger Boden
- Pflanzung nach den Eisheiligen an Ort und Stelle im Beet oder Kübel
- Blätter Mai bis August
- mehrjähriger Strauch mit länglichen, grau-grünen Blättern, lilafarbenen Blüten und charakteristischem Duft
- Mai bis August
- bis zu ca. 80 Zentimeter
- mehrjährig, kann durch jährliche kräftige Rückschnitte deutlich verjüngt werden
- antientzündlich, adstringierend, antibakteriell, antiviral, schweißreduzierend und menstruationsfördernd
- Tee, Likör, Tinktur, Gesichts-Dampfbad, Salbe und als Küchenkraut (Salbeibutter u. v. m.)
- Unreine Haut, Verdauungsbeschwerden, Mundschleimhaut- und Halsentzündungen, Erkältungen allgemein, übermäßige Schweißbildung

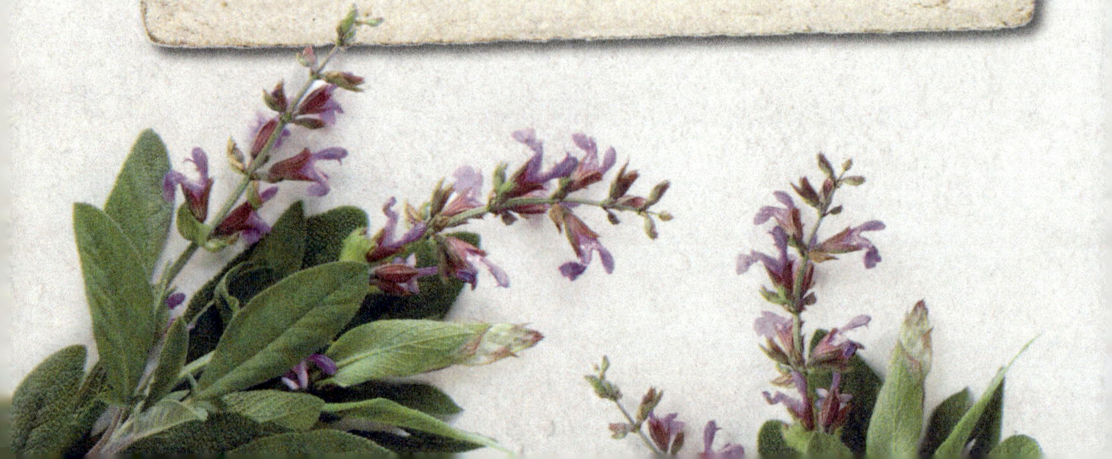

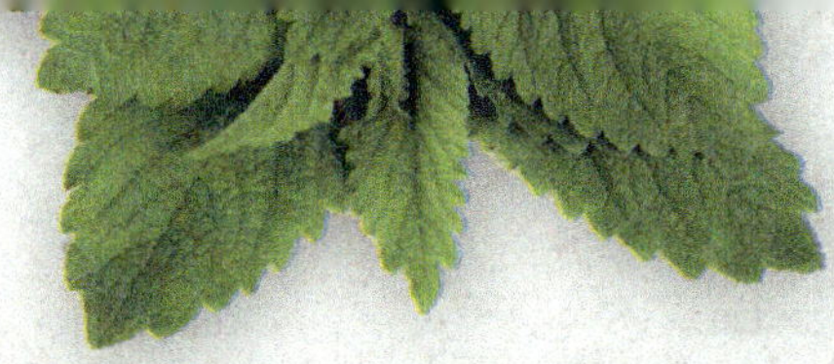

Zitronenmelisse *Melissa officinalis*

LIPPENBLÜTLER

- östlicher Mittelmeerraum und Vorderasien
- sonnig bis halbschattig, nährstoffreicher, humoser, durchlässiger Boden, Kultivierung auch als Topf- oder Kübelpflanze möglich
- Voranzucht im Minigewächshaus ab März, Direktaussaat ab Mitte Mai, Pflanzung vorgezogener Pflanzen ab Mitte Mai
- Von Frühling bis zum ersten Frost, vorzugsweise jedoch von Anfang Juni bis Ende Juli
- reichlich verästelte, krautige Pflanze mit an Brennnesseln erinnernde, leicht herzförmigen Blättern und vierkantigen Stängeln sowie intensivem Zitrusaroma, weißliche, in die Höhe schießende Blüten
- Mitte Juni bis August
- bis zu einem Meter hoch
- mehrjährig, einzelne Pflanze kann bis zu 30 Jahre alt werden
- beruhigend, entblähend, antientzündlich, antibakteriell, antiviral (vor allem bei Lippenherpes), verdauungsfördernd, krampflösend, nervenstärkend
- Salate, Tee, Tinktur, Salbe, Likör
- nervöse Unruhezustände, Schlafprobleme, schmerzhafte Blähungen, Völlegefühle, Roemheld-Syndrom und Lippenherpes

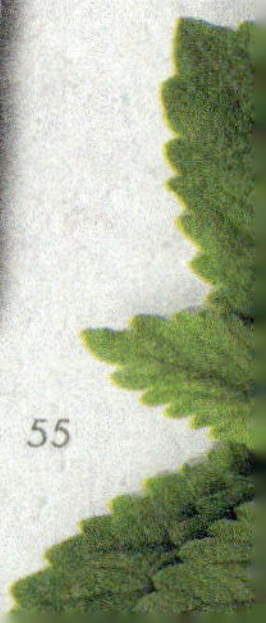

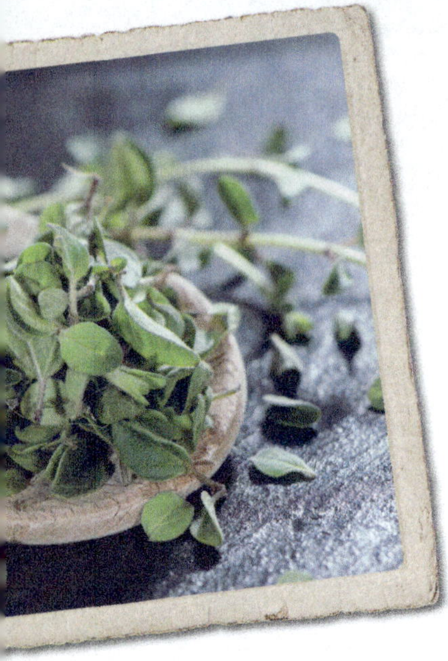

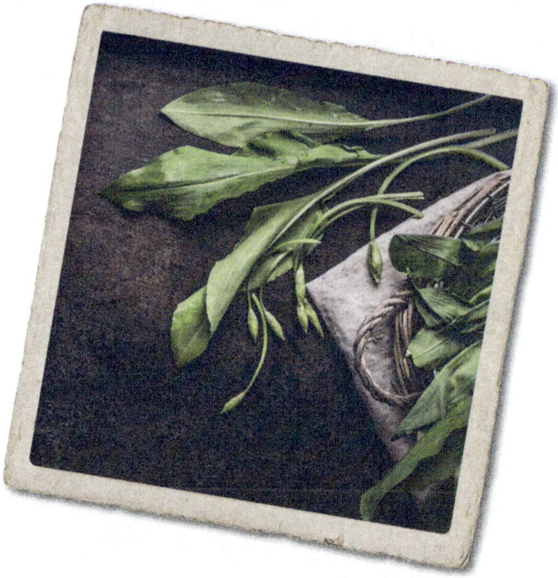

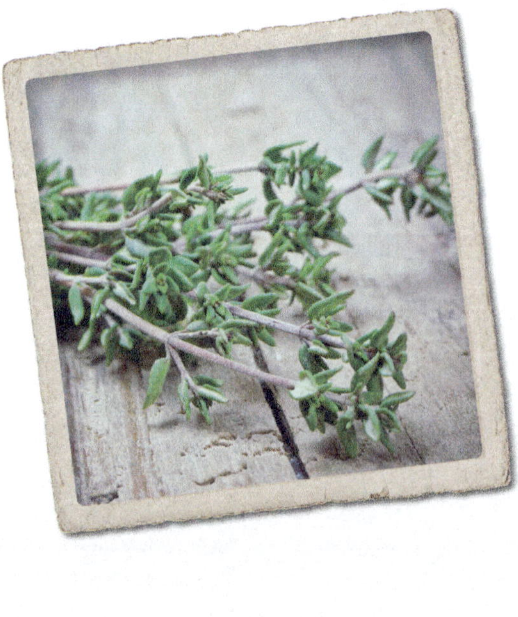

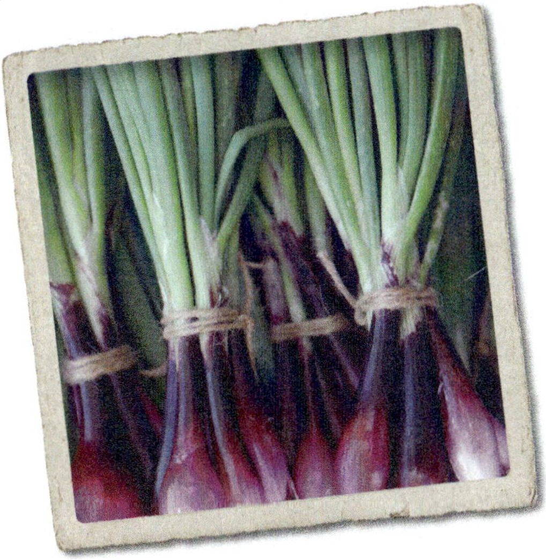

Außerdem

Selbstverständlich gibt es noch weitere Heilkräuter- und Pflanzen, deren Anbau sich durchaus lohnt. Da wäre zum Beispiel der Oregano oder Thymian, von welchem es etliche verschiedene Arten gibt, sind Heilkräuter mit unzähligen Vorteilen und Verwendungsmöglichkeiten. Der Bärlauch, dessen blutreinigende Wirkung seit langem schon bekannt ist, sollte übrigens ebenfalls besser selbst angebaut und nur von Pflanzenkundigen in freier Natur gesammelt werden. Zu oft wurde und wird er – trotz seines markanten Knoblauchgeruchs – mit giftigen, teilweise tödlichen Pflanzen verwechselt. Zudem ist er in manchen Gegenden mit den Eiern des seltenen, aber gefährlichen Fuchsbandwurms verunreinigt. Es lohnt sich also auch, diese Wald- und Wiesenpflanze im eigenen Garten anzubauen. Nicht zuletzt haben auch viele Gemüse- und Obstarten heilsame Wirkungen. Man denke nur an die Heidelbeere bei Durchfallerkrankungen, die Preiselbeere bei Harnwegsentzündungen oder die Zwiebel, welche als Zwiebelsäckchen schon so manchem kleinen Patienten die Ohrenschmerzen vertrieben hat.

Welche Heilpflanzen und -kräuter Sie also im Garten oder Kübel anbauen, bleibt ganz Ihnen überlassen. Je nach vorhandenem Platz, Arbeits- und Zeitaufwand sowie eigenem Bedarf hat wohl jeder seine individuellen Favoriten. Die vorgestellten Heilpflanzen gehören jedoch zu den am meisten verwendeten und geschätzten Heilpflanzen, die wir Ihnen daher ebenfalls ans Herz legen wollen.

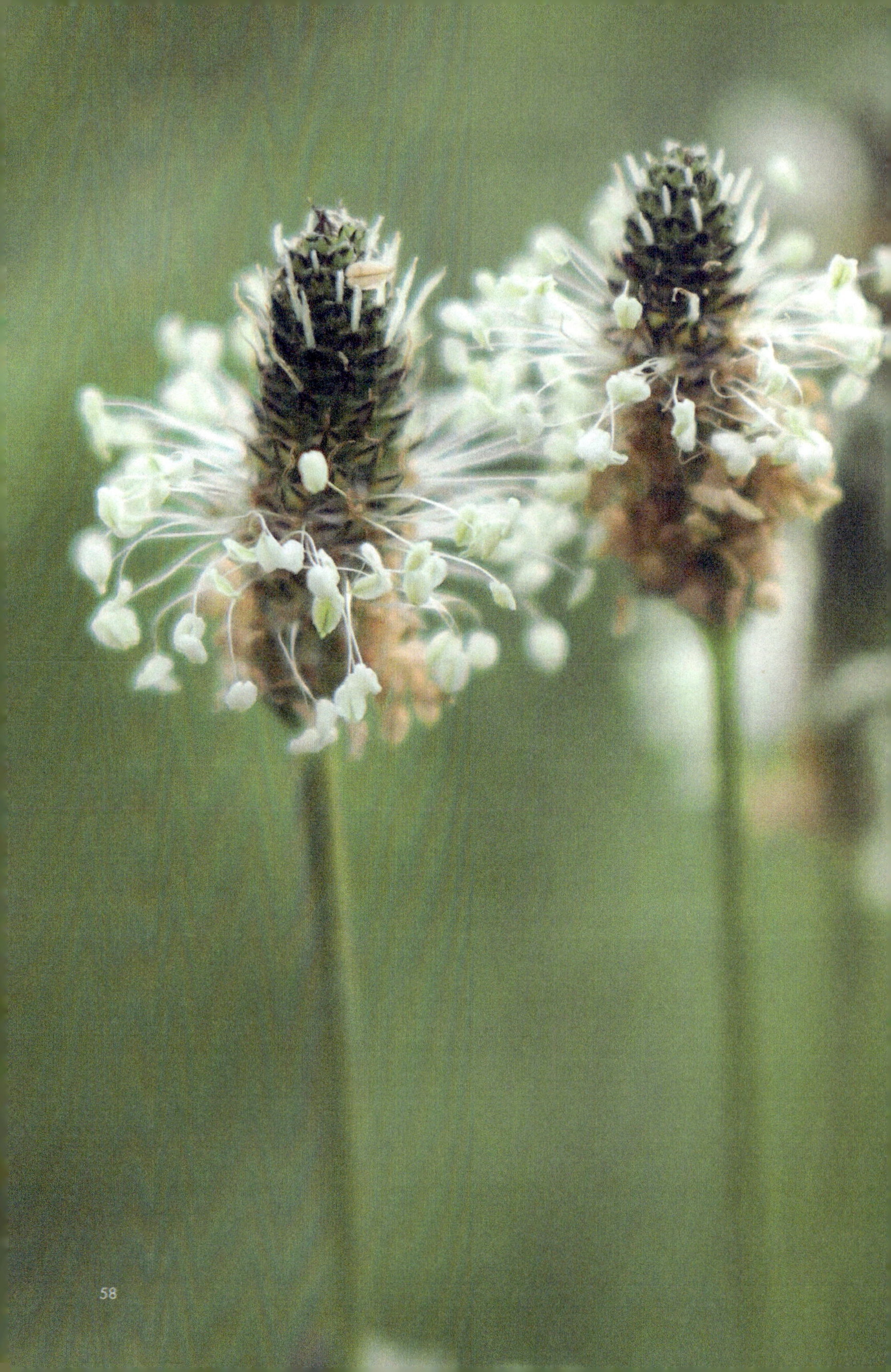

Wildkräuter aus dem Garten der Natur

Auch ohne Garten, in welchem die nun folgenden Wildkräuter jedoch ebenfalls einen Platz haben sollten, können Sie Heilpflanzen wie beispielsweise verschiedene Kräuter oder Maiwipferl sammeln und so Ihre naturheilkundliche Hausapotheke wunderbar ergänzen. Die wichtigsten und auch gut zu erkennenden Heilpflanzen, die aufgrund ihres charakteristischen Aussehens auch nicht so schnell mit gefährlichen Giftpflanzen verwechselt werden, sollten Sie also nach Möglichkeit selbst sammeln und entsprechend trocknen oder anderweitig verarbeiten. Lassen Sie sich also nun in die Natur entführen und entdecken Sie, welche einfachen Pflanzen bzw. Kräuter, die oftmals sogar als Unkräuter betitelt werden, nicht nur Heilwirkungen aufweisen, sondern zum Teil sogar essbar sind und so in den täglichen Speiseplan integriert werden können.

Neben den genannten Heilpflanzen gibt es noch etliche weitere heilkräftige Pflanzen wie die im Frühjahr erscheinende Knoblauchrauke, der Frauenmantel, die Buche usw. Die hier beschriebenen Heilpflanzen bilden jedoch eine gute Basis für den Anfänger in Sachen Sammeln und Anwendung von Wildkräutern. Bereits mit diesen wenigen Pflanzen können Sie mithilfe der nun folgenden Anweisungen Ihre natürliche Hausapotheke das ganze Jahr über optimal bereichern.

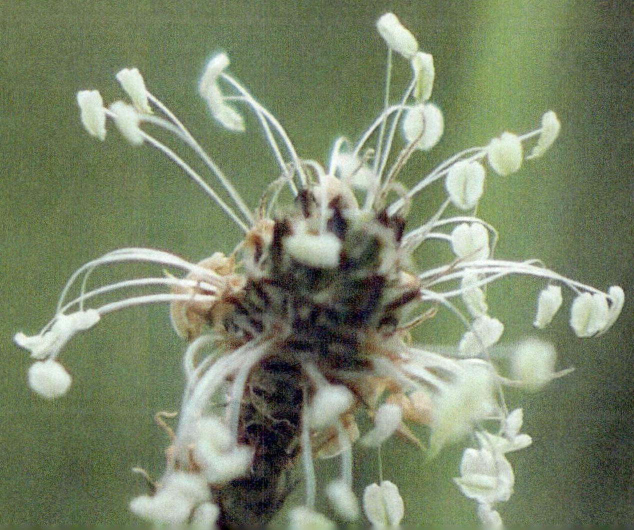

Beinwell *Symphytum officinale*

RAUBLATTGEWÄCHSE (BORAGINACEAE)

Der Beinwell oder Wallwurz ist schon im Altertum für seine Wirkung auf die Knochen und nicht nur auf die der Beine bekannt. Was Arnika oder Gänseblümchen für eher oberflächliche Gewebsverletzungen sind, ist der Beinwell für die äußere Anwendung von Knochen und Knochenhaut.

Er hat jedoch auch seine Schattenseiten und kann bei innerlicher Verwendung unter anderem schwere Leberschäden verursachen.

AUSSEHEN

Der sommergrüne Beinwell ist eine krautige Pflanze und kann bis zu einem Meter hochwachsen. Von seinem vierkantigen Stängel mit den charakteristischen Borstenhaaren gehen links und rechts die langen, lanzettartigen Blätter ab. Diese weisen eine teilweise grobe Zahnung sowie eine flaumartige Behaarung auf ihrer Unterseite auf und zeigen ein deutliches Blattadermuster.

Von Mai bis in den Herbst hinein blüht der Beinwell. Seine farbenfrohen Glockenblüten erscheinen in den Farben Weiß-Gelb, Rosa und Blau-Violett. Nicht immer handelt es sich bei den zahlreichen Beinwell-Arten um den Echten Beinwell (Symphytum officinale). Doch im Grunde können Sie auch andere Beinwell-Arten für Ihre Hausapotheke verwenden, da diese ebenfalls sowohl in den Blättern als auch in den Wurzeln die bekannten heilkräftigen Inhaltsstoffe aufweisen.

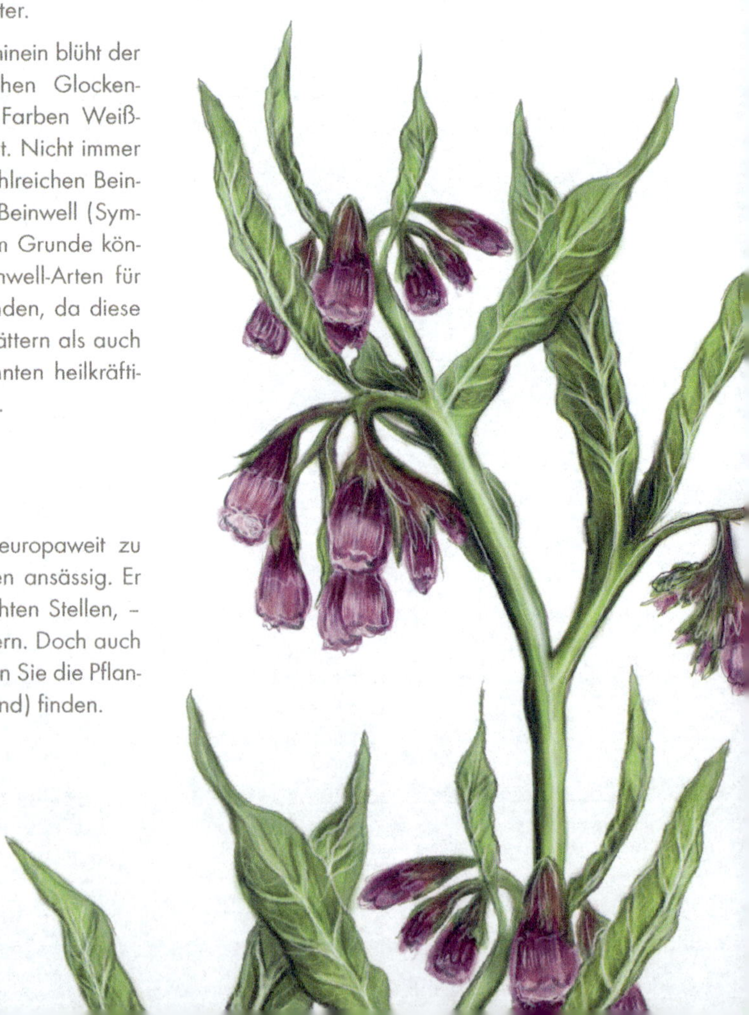

WO

Der Beinwell ist beinahe europaweit zu finden und sogar in Sibirien ansässig. Er gedeiht bevorzugt an feuchten Stellen, – also an Bach- oder Flussufern. Doch auch auf feuchten Wiesen können Sie die Pflanze (meist in Gruppen stehend) finden.

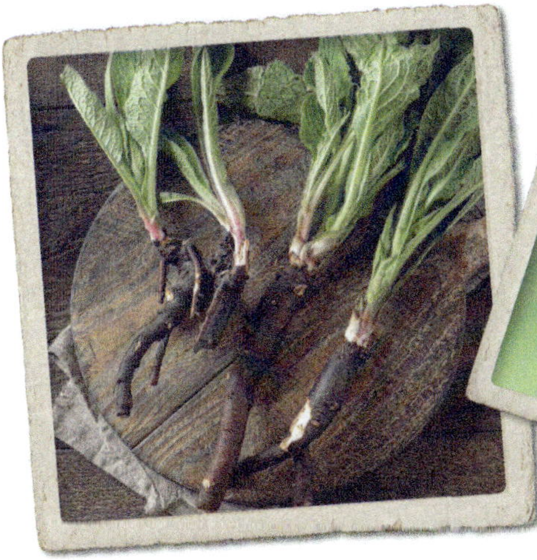

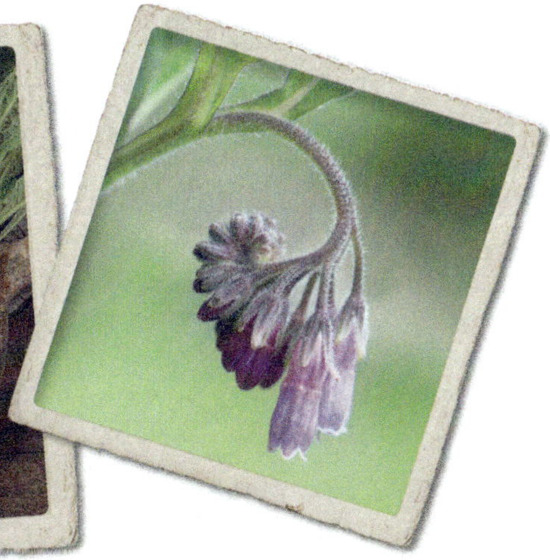

WANN

Im Frühjahr und Sommer können Sie die Blätter und ab Mitte Mai die Blüten und Knospen der Pflanze sammeln. Doch bitte sammeln Sie mit Zurückhaltung und Bedacht. Denn ansonsten könnten Sie im nächsten Jahr erfolglos nach der schönen und heilkräftigen Pflanze suchen.

Im Herbst können Sie dann die eine oder andere Beinwellwurzel ausgraben. In dieser stecken zahlreiche Inhaltsstoffe, die ihr den Namen Symphytum (zusammenwachsen) gegeben haben.

WIE

Die Blätter und Blüten werden vorsichtig abgeschnitten oder mit den Fingern abgeknipst. Die Wurzeln müssen Sie ausgraben, sorgfältig waschen, zerkleinern und trocknen.

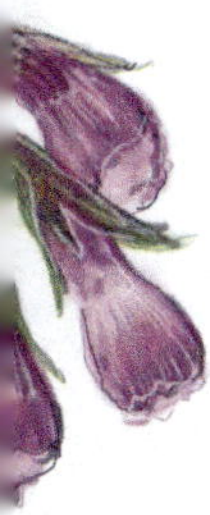

INHALTSSTOFFE

Zu den heilkräftigen Inhaltsstoffen des Beinwells gehören Allantoin, Cholin, ätherische Öle, Schleimstoffe, Flavonoide, Rosmarin- und Kaffeesäure sowie weitere Phenolsäuren, Saponine und Pyrrolizidinalkaloide.

EIGENSCHAFTEN

Die Wirkstoffe des Beinwells sind vor allem entzündungshemmend, abschwellend, durchblutungsfördernd, schmerz- und reizlindernd und natürlich wundheilungsfördernd.

ANWENDUNGSBEREICHE/HALTBARMACHUNG

Die gesammelten Pflanzenteile werden sorgfältig getrocknet (die Wurzeln vorher gewaschen und zerkleinert) und dann für die weitere Verwendung dunkel und trocken aufbewahrt.

Laut Volks- und Naturheilkunde fördert der Beinwell ebenso die Kallusbildung und erleichtert das Zusammenwachsen bei einem Knochenbruch. Doch auch bei Entzündungen der Knochen oder Gelenke, bei Muskelschmerzen und stumpfen Verletzungen aller Art kann der Beinwell – als Salbe äußerlich aufgetragen – seine heilsamen Kräfte entfalten. Ölauszüge und Tinkturen sind ebenso gebräuchlich. Für die innere Einnahme sollten Sie aufgrund der enthaltenen Pyrrolizidinalkaloide jedoch verzichten und Ihre gesammelten Pflanzenteile lediglich für die äußere Behandlung verwenden.

EIN WORT ZU DEN PYRROLIZIDINALKALOIDEN

Bei den Pyrrolizidinalkaloiden handelt es sich um sekundäre Pflanzeninhaltsstoffe, welche die Pflanze vor allem zur Abwehr von Fressfeinden bildet. Zahlreiche Pflanzenarten enthalten diese Alkaloide, die eigentlich selbst ungiftig sind. Doch nach einer Einnahme entstehen in der Leber während des Verdauungsprozesses giftige Abbauprodukte (Metabolite). In Tierversuchen mit hohen Dosen Beinwell kam es dadurch zu einer übermäßigen Bildung von Pyrrolizidinalkaloiden und dadurch zu Leberschäden und auch an Menschen sind durch die Einnahme von Beinwell Schäden an verschiedenen Organen beobachtet worden.

Daher sollte von einer Einnahme des Beinwells und seiner Pflanzenteile abgesehen werden. Eine wirkungsvolle Ausnahme bilden homöopathisch potenzierte Globuli. Zur äußeren Anwendung bei den genannten Beschwerden ist der Beinwell jedoch hervorragend geeignet und daher auch Hauptbestandteil der bekannten „Kyttasalbe“.

Mit der in diesem Buch vorliegenden Anleitung können Sie sich Ihre eigene Beinwellsalbe herstellen und sich selbst von der Heilwirkung dieser wertvollen Pflanze überzeugen.

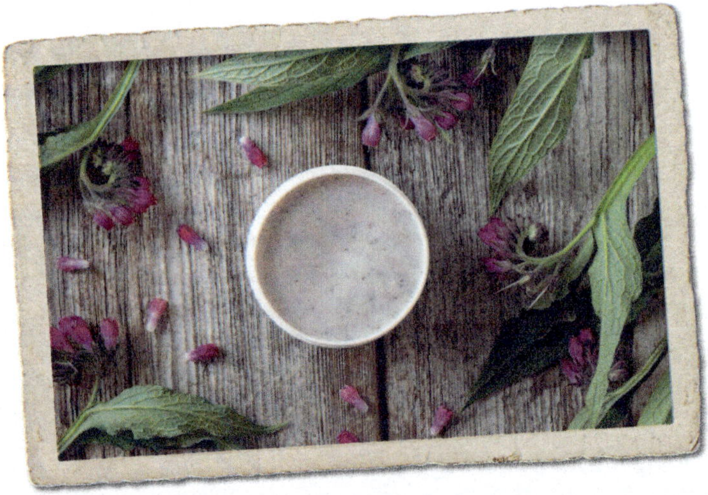

Große Brennnessel

Urtica dioica BRENNNESSELGEWÄCHSE (URTICACEAE)

Die große und die kleine Brennnessel kommen bei uns beide als Wildkräuter in der freien Natur, aber auch in beinahe jedem Garten vor. Es gibt einige Unterschiede zwischen beiden Arten – so brennt die kleine Brennnessel beispielsweise wesentlich stärker als ihre große Schwester. Das Potpourri der jeweiligen Inhaltsstoffe und damit auch die Heilwirkung ist bei beiden insgesamt jedoch sehr ähnlich, sodass wir die Unterschiede einmal vernachlässigen und uns dem Wesentlichen, nämlich den wertvollen Eigenschaften widmen wollen. Da aber die mehrjährige große Brennnessel in der Natur weitaus häufiger zu finden ist, beziehen wir uns mit dem Folgenden auf diese. Wer, wie gesagt, keinen Garten mit einer Brennnesselecke sein Eigen nennt, gehe hinaus in die freie Natur.

AUSSEHEN

Die große Brennnessel kann je nach Standort und Bodenbeschaffenheit eine Höhe von mehr als 300 Zentimeter erreichen.

Den meisten Menschen ist das typische Aussehen der Brennnesselblätter bekannt: ca. 20 Zentimeter lang, beinahe herzförmig und mit gleichmäßig strukturierten, deutlich sichtbaren Blattnerven. Sowohl der Stängel der Pflanze als auch die Unterseite ihrer Blätter weisen sogenannte „Brennhaare" auf.

Ab Ende Juni/Anfang Juli erscheinen die ersten, eher unscheinbaren, in Rispen angeordneten Blüten der Pflanze. Da die Brennnessel zweigeschlechtlich ist, weist sie sowohl weibliche, hängende Blüten als auch männliche, aufrechtstehende Blüten auf. Nach der Blütezeit entwickeln sich die Samen bzw. Nussfrüchte, die ebenfalls essbar und eine hochwertige Proteinquelle sind.

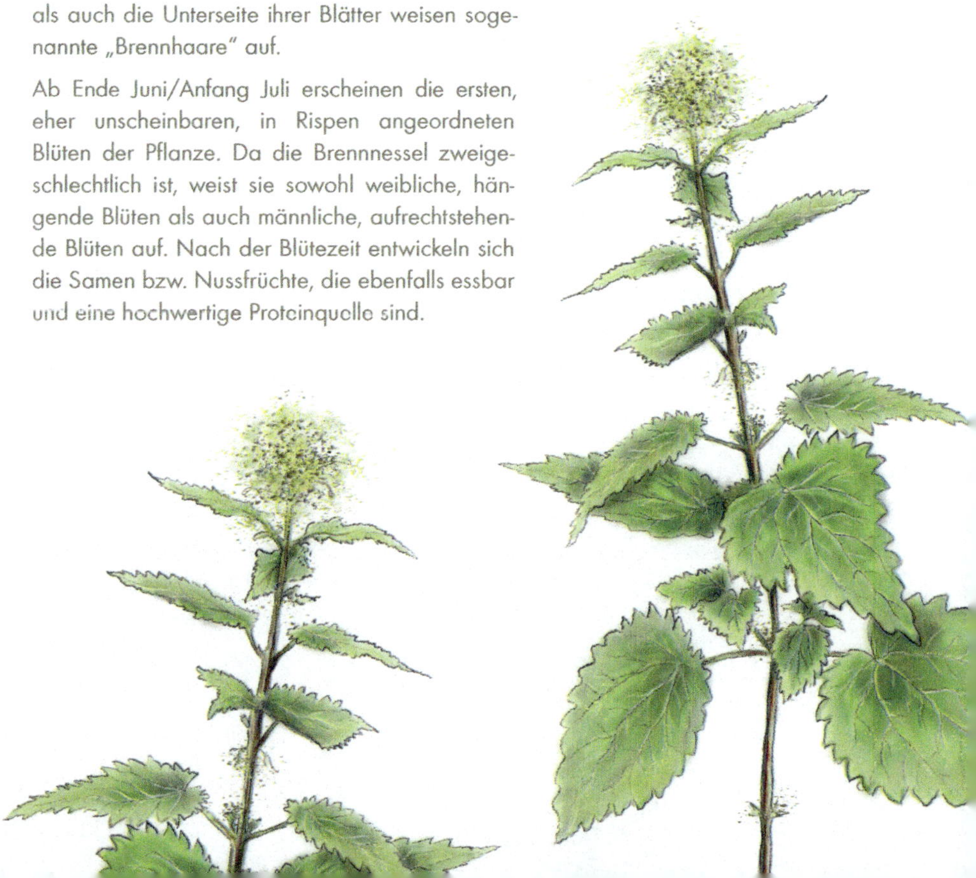

WO

Auf Wiesen und an Wegesrändern können Sie die Brennnessel meist in Gruppen stehen sehen. Da die am Wegesrand wachsenden Brennnesseln eher Verschmutzungen wie Hundeurin, Staub und möglicherweise Abgasen ausgesetzt sind, empfiehlt es sich, Brennnesseln fern ab viel befahrener Straßen auf sauberen Wiesen zu sammeln. Dadurch, dass die Brennnessel bevorzugt auf stickstoffreichen Flächen wächst, gilt sie dem Gärtner, Landwirt oder Botaniker als zuverlässiger Stickstoffanzeiger.

WANN

Zwischen Mai und September, am besten stets junge Exemplare sammeln.

WIE

Für die Brennnesselernte benötigen Sie eine Schere, möglichst dicke Handschuhe und einen Korb, der mit einem sauberen Tuch ausgelegt sein sollte. Schneiden Sie nach Möglichkeit junge Triebe oder junge Brennnesselpflanzen und legen sie diese dann vorsichtig in ihren Korb.

ÜBRIGENS

Auch die an der Pflanze gut sichtbar hängenden Brennnesselsamen können Sie, wie bereits erwähnt, ernten. Sie enthalten vor allem wertvolle Proteine und sind nicht nur bei Veganern äußerst beliebt. Getrocknet und in einer Kaffee- oder Gewürzmühle fein gemahlen, verfeinern sie mit ihrem leicht nussigen Aroma viele Gerichte.

INHALTSSTOFFE

Die Brennhaare weisen neben Kieselsäure auch Ameisensäure, Histamin, Serotonin, Acetylcholin und das Salz der Ameisensäure (Natriumformiat) auf. Bei Berührung brechen die Haare und setzen ihre brennenden und Quaddeln erzeugenden Inhaltsstoffe frei.

Besonders interessant: In der Homöopathie gilt die Ameisensäure unter anderem als großes Umstimmungsmittel, welches die körpereigenen Selbstheilungskräfte allein durch den gesetzten Reiz schon anregt und eine positive Veränderung des Milieus bewirkt.

In den Blättern sind nennenswerte Mengen an Carotinoiden, Chlorophyll, Gerbsäuren, Flavonoide, verschiedene Mineralstoffe und Spurenelemente (vor allem Eisen) sowie Vitamin C und Vitamin K enthalten.

In den Wurzeln befinden sich östrogenähnliche Lignane und andere pflanzliche Hormone (Phytosterole) sowie Mehrfachzucker und ein nur in der Brennnessel vorkommendes spezielles Protein (das Lektin Urtica-dioica-Agglutinin).

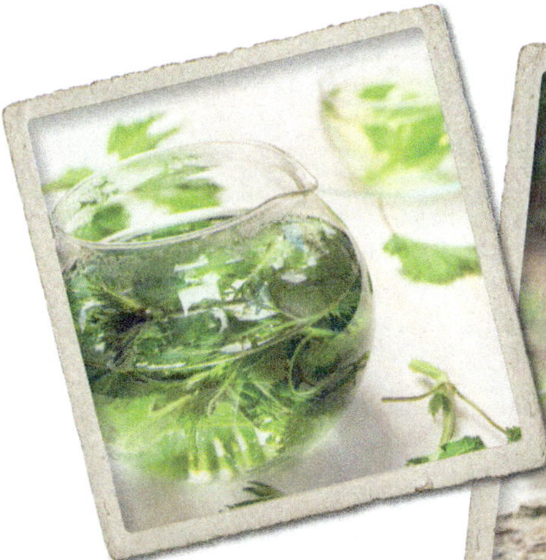

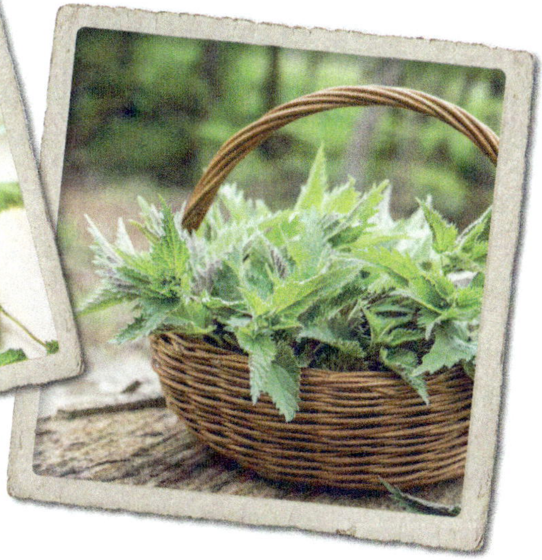

EIGENSCHAFTEN

Die Brennnessel wirkt unter anderem entwässernd, blutreinigend, blutbildend, schleimlösend erwärmend, durchblutungsfördernd, entschlackend, haarwuchsfördernd und entgiftend. Extrakte aus der Wurzel sollen eine antiandrogene Wirkung aufweisen, das heißt, die Wirkung der männlichen Sexualhormone hemmen.

ANWENDUNGSBEREICHE

Hautunreinheiten, juckende, brennende Ausschläge, Nesselfieber, Rheuma, Gicht, Wasseransammlungen (Ödeme), Durchblutungsstörungen, Eisenmangel, übermäßige Kopfhautschuppenbildung, gutartige Prostatavergrößerung, Nierengrieß.

VERWENDUNG/HALTBARMACHUNG

Für eine blutreinigende, entschlackende Frühjahrskur kann aus den Blättern mittels Saftzentrifuge ein Frischsaft gepresst und möglichst täglich getrunken werden. Ansonst können die Blätter schonend getrocknet und zur Entwässerung und Entgiftung als Tee getrunken werden. Aus den frischen Blättern können Sie ebenso eine schmackhafte Brennnesselsuppe zubereiten. Auch als Salat entfaltet die Pflanze ihre wertvollen Eigenschaften als Heilpflanze. Sie wird vorher sorgfältig gewaschen und danach mit einem Nudelholz gewalkt, wodurch die Brennhaare bereits gebrochen werden. Dadurch können sie die Haut nicht mehr verletzen bzw. ihre brennenden Inhaltsstoffe nicht mehr in die Haut abgeben. Bei Durchblutungsstörungen, Rheuma und Gicht war es früher üblich, sich mit den frischen Pflanzen regelrecht auszupeitschen, was die Selbstheilungskräfte anregen und sehr wirkungsvoll sein soll.

Gegen Schuppen und spärlichen Haarwuchs kann ein Brennnesselessig als Haarwasser helfen. Ferner kann aus den frischen Blättern eine Tinktur oder ein Ölauszug und aus Letzterem später eine juckreizstillende Salbe hergestellt werden.

Gänseblümchen *Bellis perennis*

KORBBLÜTLER

So wie mit den meisten Dingen im Leben, ist es auch mit dem Gänseblümchen: Jeder sieht etwas anderes in dem kleinen Blümchen, welches mit seinen Blüten im Frühjahr und Sommer beinahe jeden Garten ziert. Der besonders akkurate Rasenfreund sieht in ihm ein unliebsames Unkraut und der Naturfreund wiederum erfreut sich an dem kleinen „Maßliebchen", wie das Gänseblümchen oft liebevoll genannt wird. Der Heilkundige wiederum denkt mit Dankbarkeit an die zahlreichen heilsamen Eigenschaften, die dem kleinen Blümchen zu eigen sind. Immerhin wurde das Gänseblümchen im Jahre 2017 sogar zur Heilpflanze des Jahres gekürt. Wenn Sie das kleine, essbare Blümchen sammeln möchten, sollten Sie es fernab von urinierenden Hunden und stark befahrenen Straßen suchen. Dort entwickelt es ohnehin am meisten seiner geschätzten Inhaltsstoffe.

AUSSEHEN

Das mehrjährige Gänseblümchen besitzt einen fünf bis zwölf Zentimeter hohen, blattlosen Stängel, an dessen oberem Ende die kleine, weiß-gelbe, manchmal ins Rötliche gehende Blüte sitzt. Die gelbe Mitte der Blüte selbst besteht aus ca. 100 gelben Miniaturblüten, die auch als Trichterblüten bezeichnet werden. Sie wird von weißen, teils leicht rosafarbenen Blütenblättern – den sogenannten Zungenblättern – umrahmt, die kreisförmig um die gelbe Mitte herum gruppiert sind.

Die beinahe am Boden aufliegenden Blätter des Gänseblümchens sind länglich-oval, sattgrün, etwa vier Zentimeter lang und zwei Zentimeter breit und rosettenartig, jedoch aufrechtstehend angeordnet.

Vor dem Frost zieht sich das Pflänzchen ins Erdreich zurück, um pünktlich zum Frühjahr mit den ersten warmen Sonnenstrahlen wieder neu auszutreiben.

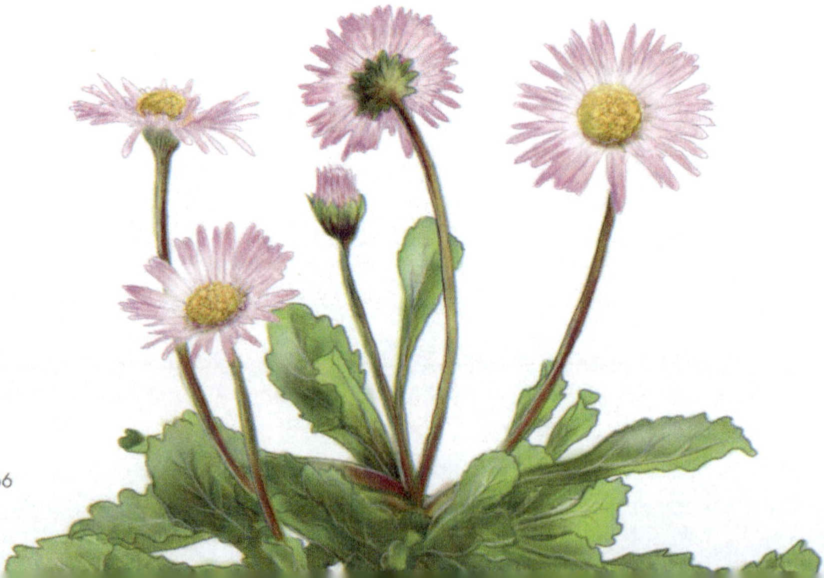

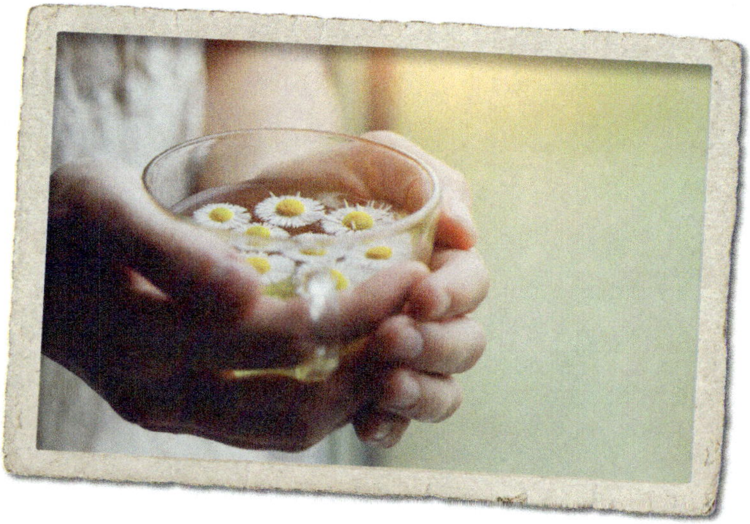

WO

Häufig werden Sie das Gänseblümchen am Wegesrand, an Bahndämmen und auch auf kurzgehaltenen Wiesen und Rasenflächen finden. Achten Sie beim Sammeln darauf, dass es sich weder um eine Hundewiese noch eine viel befahrene Gegend handelt und gehen Sie zum Sammeln am besten möglichst weit in die Natur hinaus – wie für das Sammeln aller anderen Wildheilkräuter- und Pflanzen auch.

WANN

Vom Frühjahr bis in den November hinein kann man sich an den Blüten dieses Blümchens erfreuen. In den Monaten Mai, Juni und Juli sind das Aroma und der Gehalt an wertvollen Inhaltsstoffen jedoch am höchsten, sodass Sie am besten in den Sommermonaten zum Sammeln hinausziehen sollten.

WIE

Schneiden Sie mit einer Schere Kraut und Blütenköpfchen ab. Ernten Sie jedoch nicht alle Gänseblümchen, die Sie an einem Platz finden, denn immerhin bedeutet das Sammeln einen Eingriff in die Natur. Gehen Sie lieber an unterschiedliche Plätze, bis Sie die gewünschte Anzahl an Blütenköpfchen gesammelt haben.

ÜBRIGENS

Das Gänseblümchen weist einige besondere Eigenschaften auf, die man dem kleinen Blümchen gar nicht zugetraut hätte: So steht es nach dem Niedertrampeln nach einiger Zeit unbeschadet wieder auf. Analog dazu wird es in der Homöopathie vor allem bei Prellungen, Quetschungen und Zerrungen, – also typischen Folgen von Verletzungen durch Gewalteinwirkungen – eingesetzt. Daher wird es auch gern als „kleine Schwester der Arnika" bezeichnet.

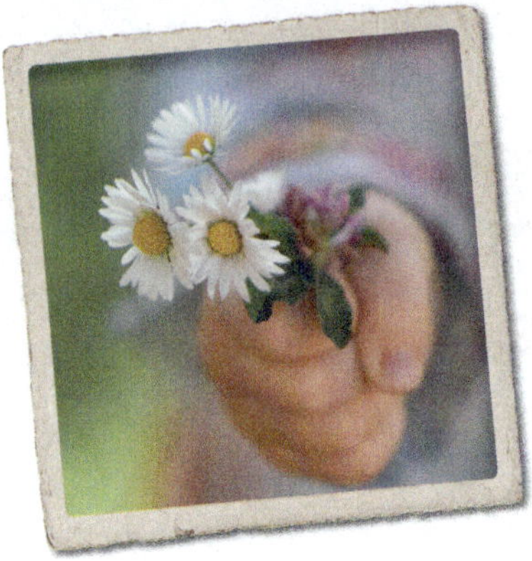

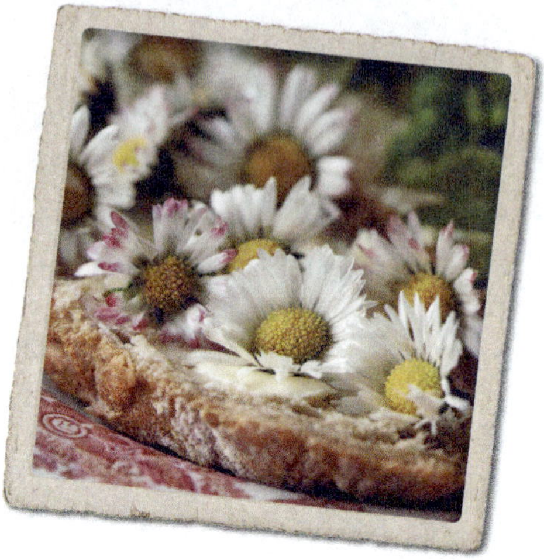

INHALTSSTOFFE

Das Gänseblümchen enthält Kalium, Kalzium, Magnesium, Eisen und Vitamin C. Daneben weist es nennenswerte Mengen an Carotinoiden und weiteren Flavonoiden, Saponine, Schleim-, Gerb- und Bitterstoffe, ätherische Öle sowie das für die Darmbakterien nützliche und verdauungsfördernde Präbiotikum Inulin auf.

EIGENSCHAFTEN

Das Gänseblümchen wirkt vor allem blutreinigend, stoffwechsel- und appetitanregend, wundheilend, entzündungshemmend, antibakteriell, antimykotisch, blutfett- und cholesterinsenkend, blutstillend, hautpflegend und antioxidativ.

ANWENDUNGSBEREICHE

Schlecht heilende Wunden, Zerrungen, Quetschungen, Prellungen, Erkältungen, Ausfluss, Hautprobleme, Menstruationsbeschwerden, Insektenstiche sowie Verdauungsbeschwerden.

VERWENDUNG/HALTBARMACHUNG

Bei stumpfen Verletzungen wie Prellungen und Quetschungen empfehlen sich Auflagen bzw. Kompressen aus dem Sud der Pflanze. Eine Gänseblümchen-Heilsalbe kann hierbei ebenfalls hilfreich sein und ist zudem besonders hautpflegend. Bei Insektenstichen ist eine Gänseblümchentinktur empfehlenswert.

Bei Frühjahrsmüdigkeit, Ausfluss oder Erkältungen kann aus den frisch gepflückten Blütenköpfchen ein Saft gepresst und löffelweise mit etwas Wasser vermischt getrunken werden. Zum gleichen Zweck können Sie aus den getrockneten Blütenköpfchen aber auch einen Tee zubereiten. Ein Sirup aus Gänseblümchen kann als aromatischer Hustenlöser verwendet werden. Gegen Frühjahrsmüdigkeit soll ein Salat aus frischen Knospen, Blüten und Blättern des Gänseblümchens helfen. Letztere erinnern optisch und geschmacklich an Feldsalat.

Giersch *Aegopodium podagraria*

DOLDENBLÜTLER (APIACEAE)

Der Giersch, der in vielen Gärten, aber auch in der freien Natur zu finden ist, wird – wie so viele andere Pflanzen auch – völlig zu Unrecht als Unkraut bezeichnet. In der Küche ist er ein wahres Allroundtalent und kann wie Spinat, aber auch als Salat oder Suppe genossen werden. Sehr lecker und erfrischend ist auch eine Zitronen-Giersch-Limonade im Frühjahr aus den jungen Blättern des Giersch. Doch auch für die Gesundheit ist der Giersch ein wahrer Alleskönner und war früher vielerorts sogar als „Zipperleinkraut" bekannt. Wenn Sie in Ihrem Garten also den sich rasch vermehrenden Giersch entdecken, sollten Sie sich freuen und nicht von der „Unkraut-Hysterie" unwissender Gartennachbarn anstecken lassen.

AUSSEHEN

Giersch besitzt hellgrüne, dreifach geteilte Blätter, hohle Stängel und zarte weiße Blütendolden. Sein Geruch erinnert an Möhren oder auch Petersilie, wenn man ihn zwischen den Fingern verreibt.

WICHTIG

Sie dürfen den Giersch jedoch nicht mit dem giftigen Schierling, dem Bärenklau oder der Hundspetersilie verwechseln, die ebenfalls eine ähnliche Blüte aufweisen.

Im Gegensatz zum Giersch weist der Gefleckte Schierling jedoch rötlich-braune Flecken an seinem Stängel auf.

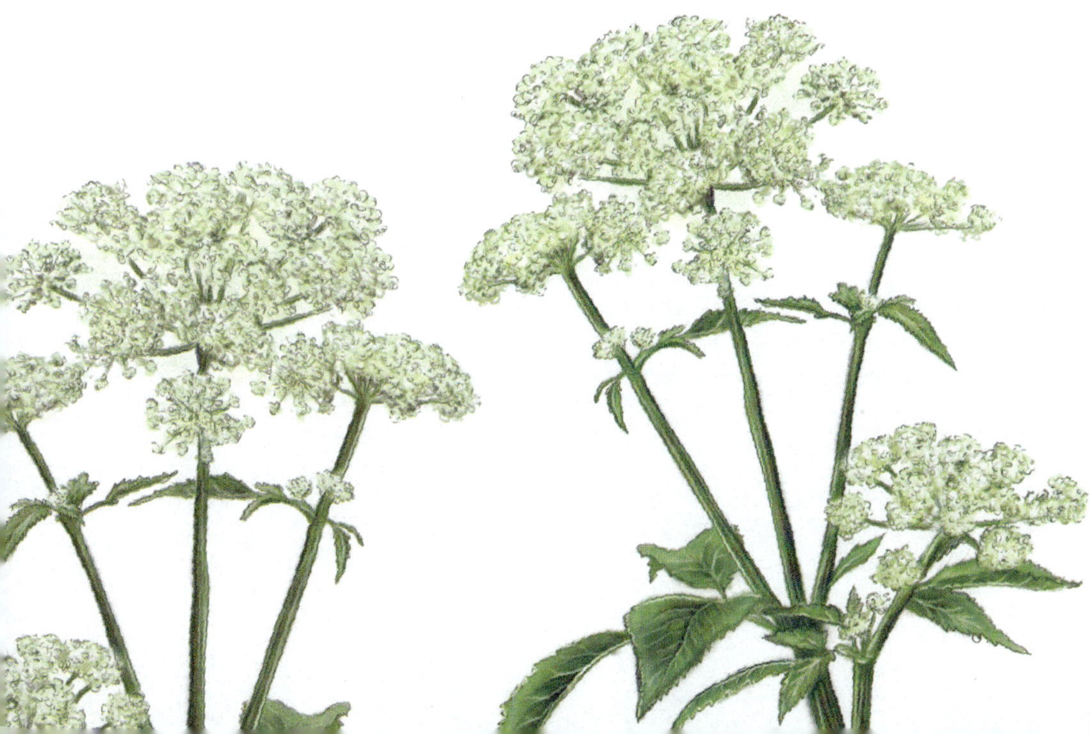

Die Hundspetersilie erkennen Sie daran, dass ihre Blätter wesentlich filigraner und am Rand tiefer eingeschnitten sind, während der Blattrand des Gierschs eher wie gesägt wirkt. Der Bärenklau hat – im Gegensatz zum Giersch – große, gefiederte, leicht geschwungene Blätter. Ein weiteres Erkennungsmerkmal des wesentlich kleineren Gierschs ist sein dreieckiger Stängel, an welchem er recht gut von diesen giftigen Doldenblütlern zu unterscheiden ist.

TIPP

Zum Erkennen des Gierschs sollten Sie sich die „magische Drei" merken: Dreieckiger Stängel im Querschnitt, (meist) drei Blätter am Stängel, Blätter nochmals dreigeteilt. Wenn Sie sich ein Töpfchen Giersch kaufen, dann lernen Sie diesen leichter von anderen Doldenblütlern zu unterscheiden, bevor Sie auf Sammeltour im Garten oder der Natur gehen.

WO

Am liebsten wächst der mit der Petersilie verwandte Giersch im lichten Schatten der Laubwälder oder unter Büschen. Daher können Sie ihn oftmals in Gärten, Parkanlagen, aber auch an Wegrändern finden. Doch sollten Sie zum Sammeln besser entweder in den eigenen Garten oder aber möglichst weit hinaus in die Natur gehen.

WANN

Zwischen April und Mai können Sie die jungen Blätter, etwas später aber auch die Blüten ernten.

WIE

Die Blätter können Sie mit einer Schere einfach direkt am Stängel abschneiden, die Blüten ebenfalls.

INHALTSSTOFFE

Unglaublich, aber wahr: Der eiweißreiche Giersch enthält ungefähr fünfzehnmal so viel Vitamin C wie herkömmlicher Kopfsalat und sogar viermal mehr als Zitronen. Er gilt als eiweißreichste Wildpflanze in unseren Breitengraden. Auch sein Gehalt an Vitamin A, Eisen, Magnesium, Calcium, Kalium, Zink, Kupfer, Mangan, Kieselsäure sowie weiteren Spurenelementen und Mineralstoffen kann sich sehen lassen. Daneben enthält er jede Menge ätherische Öle, Chlorogen-, Phenolcarbon- und Kaffeesäure, Isoquercitrin, Cumarine, Hyperosid, Polyine und Harze. Zu den heilwirksamen Inhaltsstoffen gehören vor allem aber auch seine reichlich vorhandenen Flavonolglykoside.

EIGENSCHAFTEN

Dieses verkannte Multitalent gilt als verdauungsfördernd und krampflösend. Auch seine antibakterielle und entzündungshemmende Wirkung ist in der Naturheilkunde bekannt. Daneben wirkt der Giersch vor allem schmerzlindernd, entgiftend und entsäuernd.

ANWENDUNGSBEREICHE

Das Anwendungsgebiet dieser Heilpflanze ist besonders breit gefächert. Neben Durchfall, Verstopfung und Erkältungen wird der Giersch vor allem bei Rheuma und Gicht eingesetzt, was ihm früher den Namen „Gichtkraut" eingebracht hat. Doch auch Blasenentzündungen, Arthrose, Insektenstiche und vor allem Vitamin-C-Mangel können mit dieser Heilpflanze bekämpft werden.

VERWENDUNG/HALTBARMACHUNG

Am besten entfaltet der Giersch seine Wirkung, wenn er frisch gepflückt als Tee, Smoothie, Frischpflanzensaft, Gemüse, Suppe oder auch Salat genossen wird. Doch Sie können seine Blätter ebenfalls vorsichtig trocknen und sich so einen Wintervorrat für Ihren Tee zulegen. Eine weitere, schonende Methode der Haltbarmachung ist das Einfrieren, was der Giersch recht gut verträgt. Für die äußere Behandlung können Sie natürlich auch ein Giersch-Öl ansetzen.

Nicht nur bei Kindern beliebt ist eine erfrischende Giersch-Holunderblüten-Zitronen-Limonade: Nehmen Sie mehrere große Bügelgläser und geben Sie jeweils eine Handvoll Gierschblätter, zwei bis drei Holunderblütendolden sowie einige Scheiben einer Bio-Zitrone hinein. Vorab kochen Sie – je nach Größe und Anzahl der Gläser – ein bis zwei Liter Wasser auf, in welchem Sie unter Rühren, umgerechnet auf einen Liter 400 Gramm Zucker auflösen. Sobald das Zuckerwasser gut abgekühlt ist, füllen Sie damit Ihre Gläser auf und bedecken diese mit einem sauberen Tuch, welches Sie am besten zusätzlich mit einem Gummi fixieren. Nach drei Tagen seihen Sie das Ganze ab, geben es in eine PET-Flasche (keine Glasflasche, denn durch die in den Holunderblüten enthaltenen Hefen entsteht aus dem Zucker unter anderem Kohlensäure) und stellen diese in den Kühlschrank. Nach nochmals drei Tagen können Sie die köstliche, erfrischende und gesunde Limonade schon genießen.

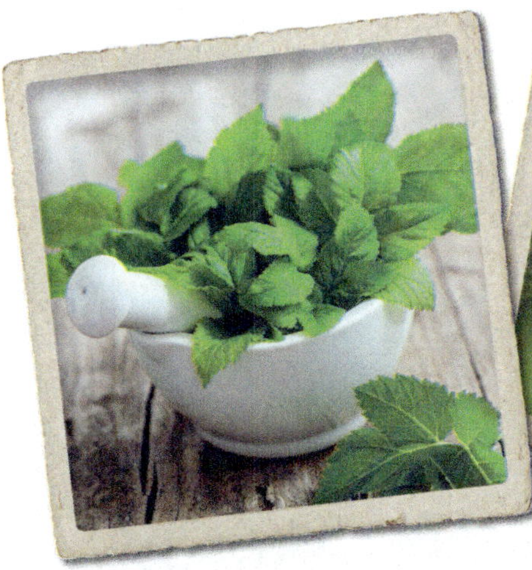

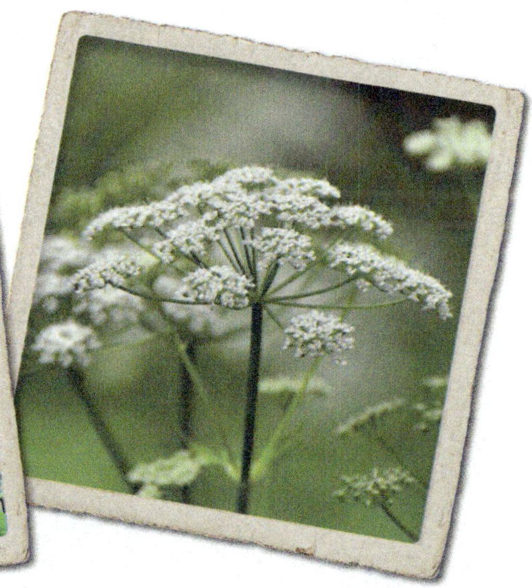

Gundermann / Gundelrebe

Glechoma hederacae **LIPPENBLÜTLER**

Der Gundermann mit seinen hübschen lilafarbenen Blüten ist häufig auch im eigenen Garten anzutreffen. Doch auf Wiesen, in Hecken- und Waldesnähe ist diese hübsche Pflanze ebenso verbreitet. Heute spielt der Gundermann in der klassischen Naturheilkunde kaum noch eine Rolle, – in der Volksheilkunde hat er sich jedoch einen unvergessenen Namen als ganz besonderes Heilkraut gemacht. Daher gilt er unter Kräuterkundigen als Geheimtipp und sollte in keinem Kräuterbuch unerwähnt bleiben. Außerdem ist er aufgrund seines zarten, an Minze erinnernden Aromas auch in der Wildkräuterküche äußerst beliebt. Alles in allem ist er es wert, in der hauseigenen Kräuterapotheke einen Ehrenplatz zu bekommen. Lassen Sie sich dieses hübsche Heilkraut aus dem Garten der Natur also nicht entgehen!

AUSSEHEN

Der winterfeste Gundermann besitzt einen vierkantigen, aufrechtstehenden Stängel und herz- bis nierenförmige, eingekerbte Blätter mit gut sichtbaren Blattadern. Seine blau- bis lilafarbigen Blüten sind in Scheinquirlen angeordnet. Der mit zahlreichen Blüten besetzte Trieb wächst meist höchstens bis zu 30 Zentimeter hoch. Seine am Boden entlang wachsenden Ausläufer können dagegen eine Länge bis zu fast zwei Metern erreichen.

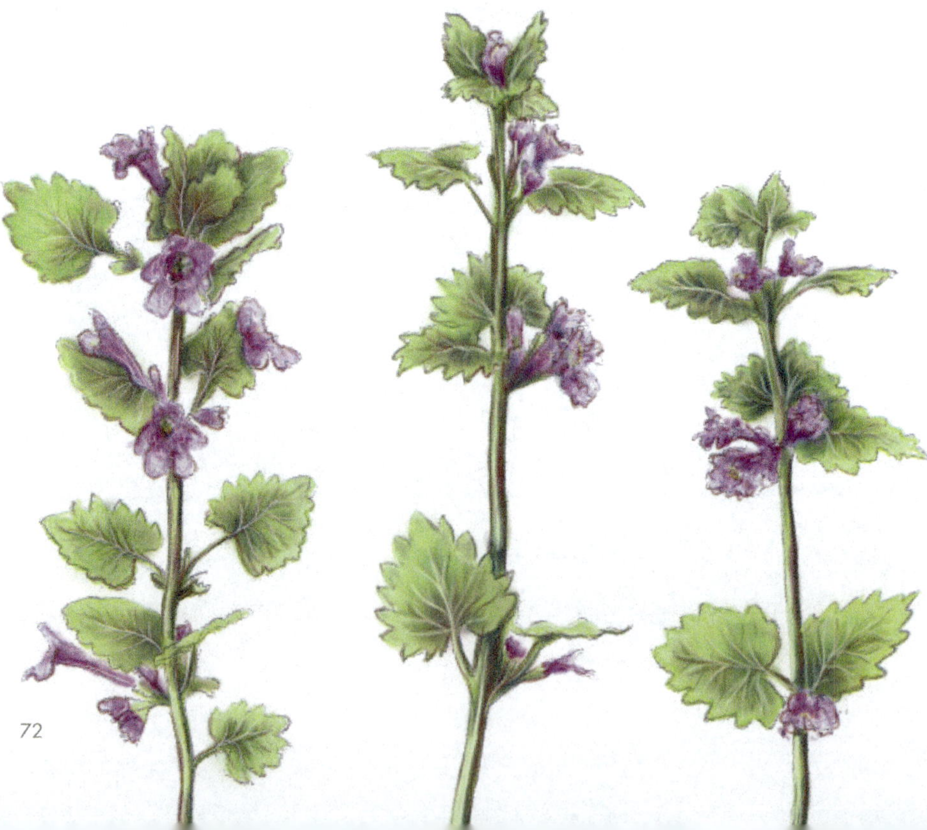

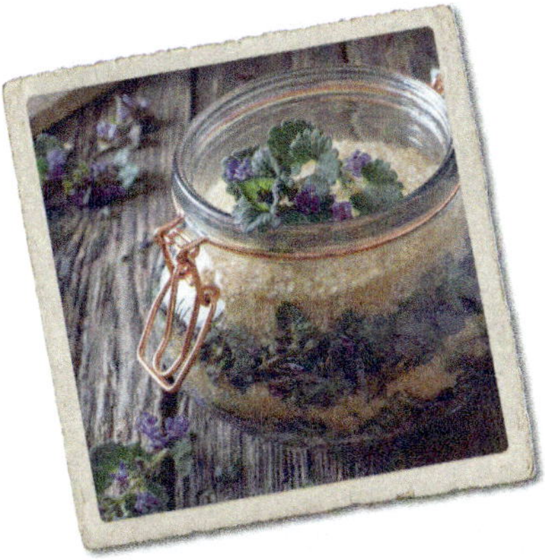 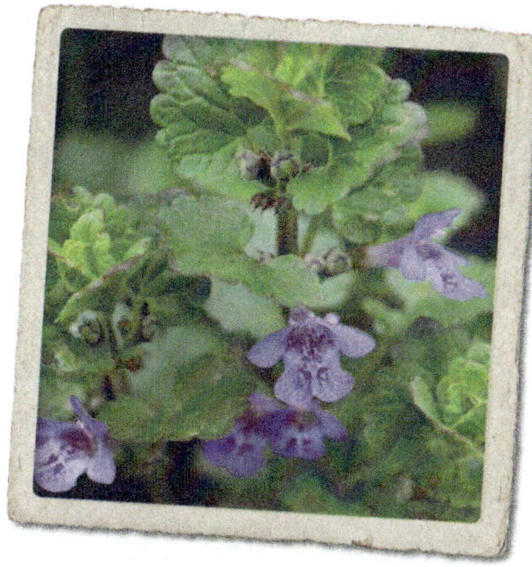

WO

Der Gundermann fühlt sich im Halbschatten und daher in Hecken, am Waldesrand und vor allem in unmittelbarer Nähe von Brennnesseln und Holunderbüschen am wohlsten, da diese seine Vorliebe für feuchte, schwere Böden teilen.

WANN

Sie können das blühende Kraut von Ende April bis Ende Juni ernten, ansonsten auch nur die Blätter ohne Blüten entnehmen.

WIE

Schneiden Sie am besten nur die jungen Triebe, unverletzte Blätter oder Blüten mit einer scharfen Schere ab.

ÜBRIGENS

Mit Giftpflanzen kann der Gundermann wohl kaum verwechselt werden. Ab und zu kommen wahrscheinlich Verwechslungen mit dem ebenso heilkräftigen kriechenden Günsel vor. Da dieser jedoch zum Teil ähnliche Eigenschaften aufweist, ist dies nicht weiter tragisch. Es gibt jedoch einige Unterschiede, anhand derer Sie die beiden Pflanzen unterscheiden können. So weisen beispielsweise die Blattränder des kriechenden Günsels – im Gegensatz zum Gundermann – keine so gezackt markanten, sondern eher unscheinbare, weiche Einkerbungen auf.

INHALTSSTOFFE

Der Gundermann ist reich an Glykosiden wie beispielsweise Glucopyranosiden und Neohesperidosiden. Heilwirksam sind vor allem auch seine Tannine und Bitterstoffe. Daneben befinden sich vor allem in den Blüten wirkstarke und duftende ätherische Öle, Kalium und Vitamin C. Ebenso sind Rosmarin-, Kaffee-, Ferula und Sinapinsäuren, Triterpencarbonsäuren und Hydroxyfettsäuren sowie zahlreiche Flavonoide in der Pflanze enthalten.

EIGENSCHAFTEN

In der Volksheilkunde ist der Gundermann als wundheilfördernd, hustenlindernd, schleimlösend, entkrampfend, entzündungshemmend, appetit- und verdauungsfördernd, antiseptisch, adstringierend (zusammenziehend) und entgiftend bekannt.

ANWENDUNGSBEREICHE

Erkältungskrankheiten, vor allem Husten, Asthma, schlecht heilende eiternde Wunden, Menstruationsbeschwerden, Ohrenentzündungen, Ohrgeräusche, Zahnfleischentzündungen, Akne und Hautunreinheiten.

ÜBRIGENS

Nomen est Omen, könnte man sagen. Denn das Wort „Gund" kommt aus dem Altdeutschen und wurde früher für Eiter oder eitrige Geschwürbildung verwendet. Dies zeigt auch, dass der Gundermann schon lange bekannt und gegen eitrige Entzündung eingesetzt wurde.

VERWENDUNG/HALTBARMACHUNG

Für eine entgiftende Frühjahrskur empfiehlt sich der frisch gepresste Pflanzensaft. Um das ganze Jahr über diese Heilpflanze zu Hause zu haben, können Sie diese auch trocknen und beispielsweise als Tee zu sich nehmen. Doch auch Tinkturen aus dem blühenden Gundermannkraut sind gebräuchlich und können verdünnt zum Gurgeln oder für Umschläge verwendet werden. Gern kann auch ein honigartiger Gundermannsirup hergestellt werden, der lange haltbar und sehr schmackhaft ist und zudem bei hartnäckigem Husten löffelweise eingenommen werden kann.

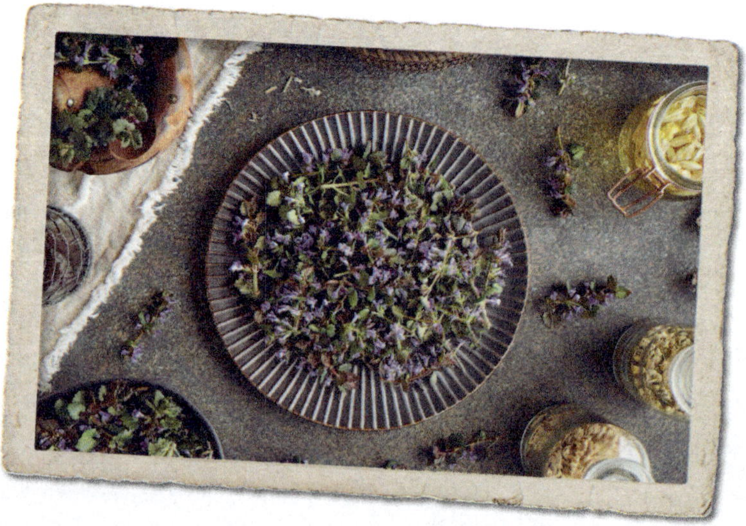

Schwarzer Holunder

Sambucus nigra MOSCHUSKRAUTGEWÄCHSE (ADOXACEAE)

Der Schwarze Holunder war einst der altgermanischen Göttin Freya (später Frau Holle) geweiht.

Vom Holunder gibt es etliche Arten – auch in Deutschland sind neben dem heilkräftigen Schwarzen Holunder der Rote Holunder und der Zwergholunder bekannt. Letzterer ist in allen Teilen giftig und sollte keineswegs mit dem Schwarzen Holunder verwechselt werden.

Der Rote Holunder dagegen weist – wie auch der Schwarze Holunder – etliche gesundheitsfördernde Inhaltsstoffe auf, ist aber nicht für jeden Menschen gleichsam bekömmlich. Insgesamt gesehen ist der Schwarze Holunder weitaus bekannter für seine Heilkräfte, weshalb hier auch lediglich der Schwarze Holunder vorgestellt werden soll. Dennoch wirken auch seine rohen Beeren (eigentlich Steinfrüchte) leicht giftig und dürfen ebenso wie der daraus hergestellte Saft nur in gekochtem Zustand verzehrt werden.

Heilwirksam sind ebenso die Blüten des Schwarzen Holunders, die eine vielseitige Verwendung in der Küche und Hausapotheke zulassen.

AUSSEHEN

Der Schwarze Holunder ist ein ausladender Strauch von mehreren Metern Höhe, kann jedoch als Baum sogar eine Höhe von bis zu zehn Meter und mehr erreichen. Er ist stark verzweigt, besitzt eine grau-braune Rinde und lässt seine Zweige meist bogenartig nach allen Seiten hin hängen. Dies verleiht ihm sein charakteristisches Aussehen.

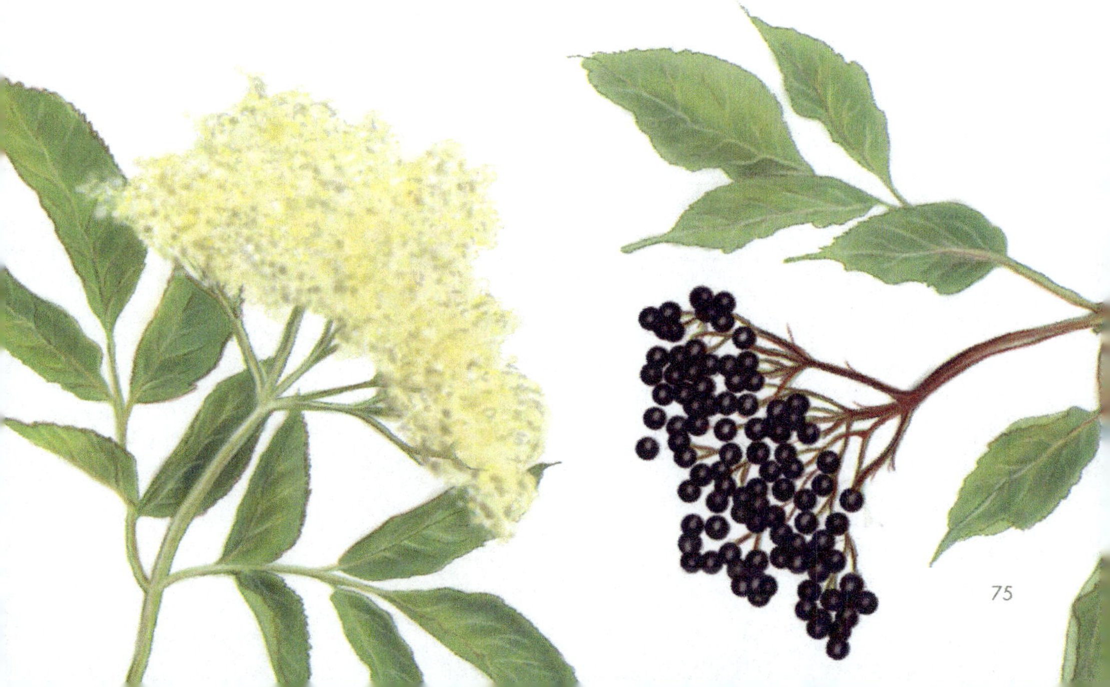

Die unpaarig gefiederten, dunkelgrünen Blätter bestehen eigentlich aus einzelnen, elliptisch geformten Blättern mit gesägtem Rand. Sie werden ca. 30 Zentimeter lang. Erst spät im Jahr verliert der Holunder seine Blätter, ohne dass das Laub sich vorher verfärbt. Der Holunder blüht in der Regel von Anfang Juni bis in den Frühsommer hinein. Duft und Aussehen eines blühenden Holunderbusches sind einmalig, sodass ein blühender Schwarzer Holunderstrauch eigentlich kaum mit einem anderen Strauch verwechselt werden kann. Die flachen Blütendolden bestehen aus zahlreichen kleinen weiß-gelblichen Mini-Blüten. Diese hängen wie kleine Regen- oder Sonnenschirmchen von den schwer beladenen Zweigen herab.

Aus ihnen reifen ab September die roh ungenießbaren, violett-schwarzen Beeren heran. Sowohl Blüten als auch (gekochte) Beeren weise zahlreiche heilkräftige Wirkstoffe auf.

ÜBRIGENS

Der giftige Zwergholunder ist wesentlich kleiner als der Schwarze Holunder. Seine leicht rosa gefärbten Blüten verströmen – im Gegensatz zu den weiß-gelblichen Blüten des Schwarzen Holunders – einen äußerst unangenehmen Geruch. Die Beeren und Blüten des Zwergholunders wachsen leicht nach oben, während Beeren und Blüten des Schwarzen Holunders in Dolden deutlich nach unten hängen.

Auch der Rote Holunder kann kaum mit dem Schwarzen Holunder verwechselt werden. Denn seine Blätter sind länglicher, seine Blüten stehen aufrecht und seine Beeren bleiben rot, während die Blüten des Schwarzen Holunders leicht nach unten hängen und seine Beeren mit zunehmender Reife schwarz werden.

WO

Der frostharte Schwarze Holunder ist besonders in Mitteleuropa sehr häufig anzutreffen. Er bevorzugt sonnige bis halbschattige Plätze. Daher kann man ihn meist an Wegrändern und auf Waldlichtungen und vor allem auf stickstoffreichen Böden finden.

WANN

Der Holunder beschert Ihnen gleich zweimal im Jahr eine üppige Ernte: Im Frühsommer – meist Anfang Juni, – können Sie die heilkräftigen, aromatischen Blüten ernten. Ab September werden dann die in Dolden hängenden Beeren reif.

WIE

Blütendolden sollten Sie nur abschneiden, wenn die kleinen Mini-Blüten auch wirklich geöffnet sind. Achten Sie darauf, dass sich nicht allzu viele Insekten darin befinden, die Sie vorsichtig durch Schütteln der Blüten entfernen können. Denn die Blüten dürfen nicht gewaschen werden, sonst verlieren sie einen Großteil ihres Aromas sowie wertvolle Inhaltsstoffe. Nach dem Schneiden mit einer sauberen Schere legen Sie die Blüten- oder Beerendolden vorsichtig in einen luftigen Korb. Beerendolden dürfen ebenfalls nur in vollreifem Zustand (tief-schwarz) geerntet werden.

INHALTSSTOFFE

Die Blüten des Holunders sind reich an ätherischen Ölen und Flavonoiden. Sie enthalten außerdem etliche Gerbsäuren, Schleimstoffe, Cholin und verschiedene Glykoside.
Die Holunderbeeren weisen mit ca. 18 mg pro 100 g recht viel Vitamin C auf. Doch auch Vitamin A und dessen Vorstufe Beta-Carotin, Ballaststoffe, Mineralstoffe (v. a. Kalium) und sogar Eisen sind in den kugeligen Beeren enthalten. In rohem Zustand enthalten die Beeren jedoch Giftstoffe wie Sambunigrin, Prunasin, Holacalin und Zierin. Diese können teilweise Blausäure freisetzen und heftige Magen-Darmbeschwerden mit schweren Durchfällen auslösen. Beim Erhitzen zerfallen diese Glykoside jedoch, sodass Sie den wertvollen gekochten Saft (ohne Kerne) und daraus hergestellte Sirupe und Gelees beruhigt genießen können.

EIGENSCHAFTEN

Der Holunder ist vor allem schweiß- und harntreibend, immunstärkend, entzündungshemmend und schleimlösend.

ANWENDUNGSBEREICHE

Fieberhafte Erkältungen, Gesichtsreinigung, Gicht, Rheuma, Ohrenschmerzen, Bauchkrämpfe, Verstopfung, zur Blutreinigung und bei leichtem Eisenmangel.

VERWENDUNG/HALTBARMACHUNG

Sowohl der Tee aus den getrockneten Blüten als auch Saft oder Mus der Beeren werden bei Erkältungen eingesetzt. Eine aus den frischen Blüten hergestellte Holunderblüten-Tinktur wirkt besonders entzündungshemmend, schleimhautschützend und schleimlösend. Sie kann zur Erkältungszeit – aufgrund ihrer schleimschützenden und immunstärkenden Inhaltsstoffe – sogar vorbeugend eingenommen werden. Der eingeweckte Saft aus den Beeren ist aufgrund seiner Inhaltsstoffe ebenso wirksam bei Erkältungskrankheiten. Bei unreiner Gesichtshaut kann ein Dampfbad mit den Blüten helfen. Der Beerensaft, – mit etwas kohlensäurehaltigem Wasser vermischt, – ist ein probates Mittel gegen harmlose, aber hartnäckige Verstopfung.

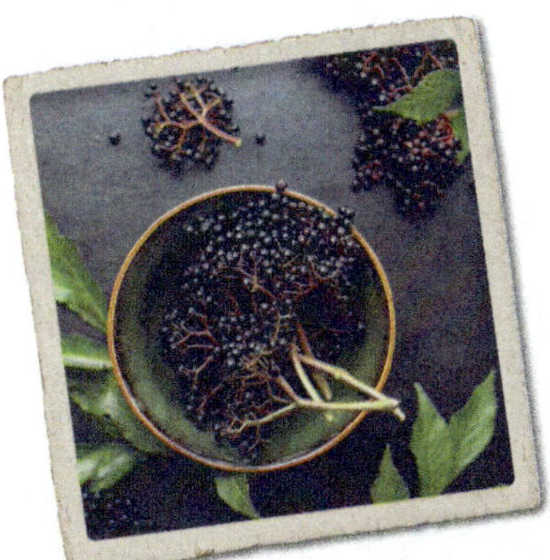

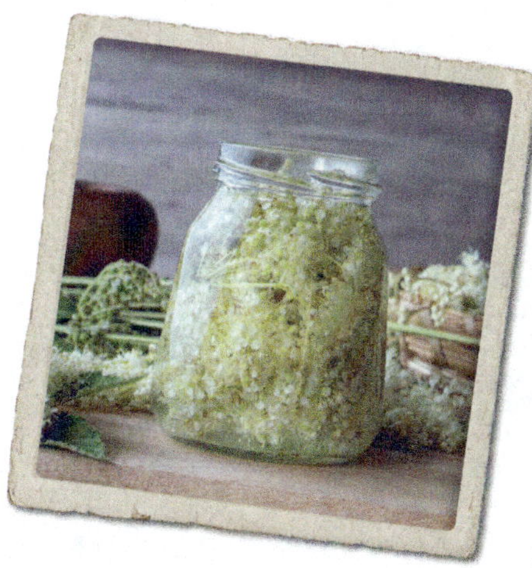

Löwenzahn *Taraxacum officinale*

KORBBLÜTLER

Wohl die meisten Kinder lieben diese Blume mit ihren gelben Blütenköpfchen und den weißen, weichen Flugsamen, die beim Pusten in alle Himmelsrichtungen fliegen. Daher kommt auch der Kosename „Pusteblume", wie der Löwenzahn ebenfalls liebevoll genannt wird. Dank der Verbreitung dieser Flugsamen sät sich dieses Pflänzchen gerne selbst immer wieder neu aus. Der Löwenzahn ist nicht nur eine Delikatesse in Salat, Suppe, Eintopf oder als veganer Honigersatz, sondern weist sogar überaus vielseitige, heilkräftige Inhaltsstoffe auf.

AUSSEHEN

Der Löwenzahn ist eine krautige Pflanze, die bis zu 30 Zentimeter hoch wachsen kann. Er enthält in allen seinen Pflanzenteilen, – besonders aber in seinem aufrechtstehenden, hohlen Stängel – einen weißlichen Milchsaft, der – allen Unkenrufen zum Trotz – nicht giftig ist. Die Pflanze entwickelt eine bis zu 1 Meter lange Pfahlwurzel. Die aus der Sprossachse wachsenden, bis zu 30 Zentimeter langen Blätter sind rosettenartig angeordnet und länglich-lanzettartig geformt. An den Seiten weisen sie unregelmäßige Einschnitte auf. Die an dem langen Stängel sitzende Blüte ist eigentlich eine Scheinblüte, da sie aus zahlreichen gelben Miniatur-Zungenblüten besteht, die zu einem Blütenkörbchen angeordnet sind. Nach dem Verblühen fliegen die daraus entstehenden haarigen Flugschirmchen, bei denen es sich um die Früchte der Pflanze handelt, mit dem Wind in alle Richtungen.

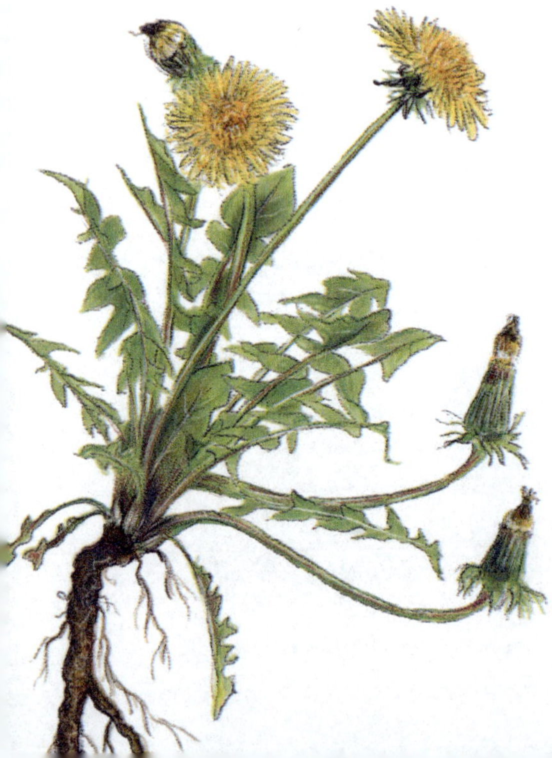

WICHTIG

Eigentlich weist der Löwenzahn zwar charakteristische Erkennungsmerkmale auf. Dennoch kann er bei absoluter Unkenntnis und nicht so genauem Hinsehen mit dem giftigen Kreuzkraut verwechselt werden. Dabei besitzt er – bei genauem Hinschauen – typische Merkmale:

- Stängel und Blätter sind unbehaart
- Jeder Pflanzenstängel trägt nur eine Körbchenblüte (zwischen drei und fünf Zentimeter breit), ist hohl und enthält einen weißlichen Milchsaft

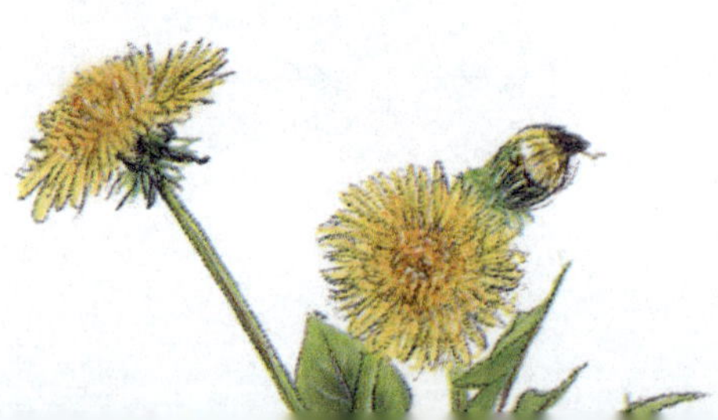

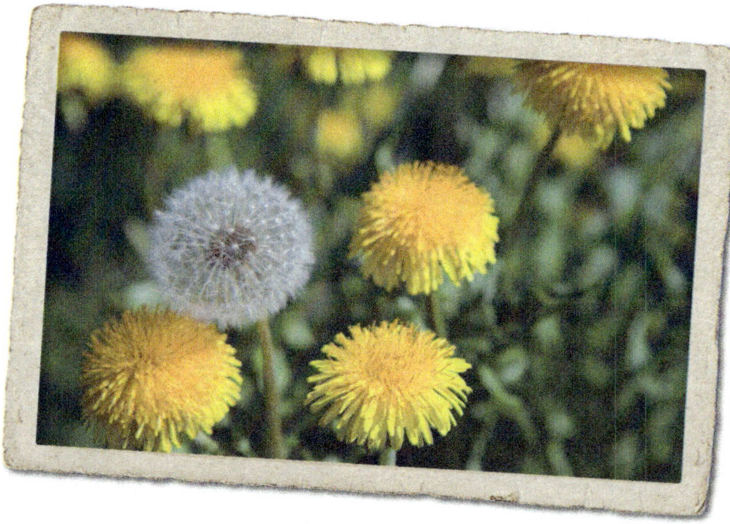

Das Kreuzkraut dagegen weist mehrere Blüten pro Pflanzenhauptstängel auf, die zudem deutlich kleiner sind als die großen Löwenzahnblüten. Die Pflanze selbst wird wesentlich höher als Löwenzahn und entwickelt auch am Stängel schmale Blätter, während der Löwenzahnstängel selbst keine Blätter aufweist.

WO

Der echte Löwenzahn hat kaum Standortansprüche, solange er es nur schön sonnig hat. Sie finden ihn auf Wiesen und Feldern, an Wegrändern, sonnigen Waldlichtungen und vielen weiteren Plätzchen. Achten Sie beim Sammeln jedoch darauf, ihn nicht in unmittelbarer Straßennähe oder an Wegesrändern zu sammeln, wo Hunde ihn zum Urinieren und Markieren benutzen.

WANN

Die Blüten ernten Sie zur Blütezeit zwischen Anfang April und Ende Mai, die bitterstoffhaltigen Blätter dagegen am besten zwischen Ende März und Ende Mai. Die Erntezeit für die ebenfalls heilkräftigen Wurzeln ist im Herbst vom September bis zu den ersten Bodenfrösten.

WIE

Blätter und Blüten schneiden Sie behutsam mit einer Schere ab, wobei Sie von jeder Pflanze nur einige Blätter ernten, denn die Pflanze benötigt diese zur Photosynthese. Auf einer schönen Löwenzahnwiese sammeln Sie ebenfalls mit Bedacht und nicht alle Pflanzen, die Sie finden können.

Die langen Pfahlwurzeln lässt sich meist samt der ganzen Pflanze herausziehen oder aber mit einer Grabegabel herausheben. Auch hier bitte nicht übertreiben mit der Ernte.

INHALTSSTOFFE

Der Löwenzahn enthält vor allem Taraxacin, Taraxanthin, Saponine, Carotinoide, Kieselsäure, Lactucerol, Lutin, weitere Gerb- und Bitterstoffe, Wachse, Eiweiß, Vitamine, Mineralstoffe, Spurenelemente und Cholin. In der Wurzel befinden sich nennenswerte Mengen an Inulin und verschiedene ätherische Öle.

EIGENSCHAFTEN

Durch die zahlreichen Bitterstoffe gilt Löwenzahn als harntreibend, appetit-, verdauungs- und gallenflussanregend und übt eine positive Wirkung auf die Lebertätigkeit aus. Er fördert die Sekretion der Verdauungssäfte und wirkt entkrampfend bei Völlegefühlen und Blähungen.

ANWENDUNGSBEREICHE

Frühjahrsmüdigkeit, Förderung der Leber- und Galletätigkeit, Probleme mit der Fettverdauung, Hartleibigkeit, Rheuma, zur blutreinigenden Frühjahrskur, bei spärlicher Urinabgabe.

VERWENDUNG/HALTBARMACHUNG

Der Löwenzahn kann als Salat, Frischsaft oder Tee genossen werden. Für eine anhaltende Besserung der Beschwerden sollte eine längere Löwenzahnkur durchgeführt werden. Sehr hilfreich hat sich auch die Verwendung einer Löwenzahntinkur, eines Löwenzahnwurzelkaffees oder eines Löwenzahnlikörs erwiesen. Blätter, Blüten und klein geschnittene Wurzeln, die nicht frisch verwendet werden, werden sorgfältig gereinigt und getrocknet.

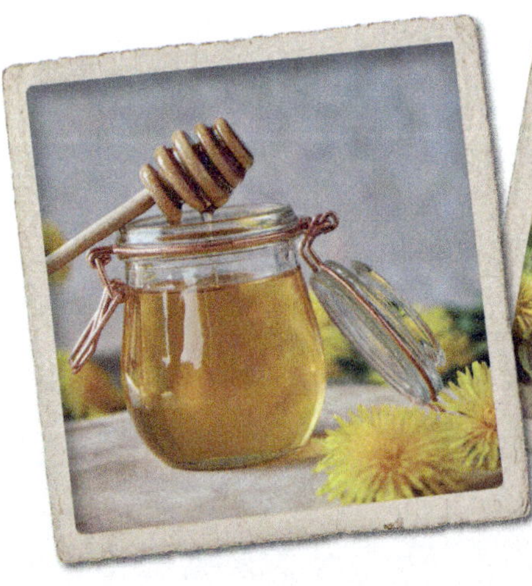

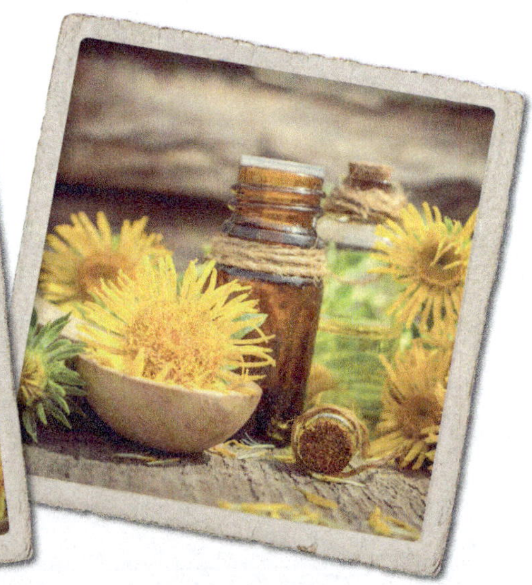

Schafgarbe *Achillea millefolium*

KORBBLÜTLER

Es gibt zahlreiche Unterarten dieser heilkräftigen Schönheit mit ihren vollen, weißen Blüten, die mitunter einen leichten Hauch Rosa aufweisen.

Ihren lateinischen Namen „Achillea millefolium" hat sie der Legende nach dem griechischen Helden Achilles zu verdanken, der von ihren blutstillenden und wundheilfördernden Eigenschaften überzeugt gewesen sein soll. Er soll sie verwendet haben, um diverse Kriegswunden zu versorgen. Der Begriff „Millefolium", – zu Deutsch „Tausendblatt" weist auf die vielen kleinen filigranen Blättchen der Schafgarbe hin. Sowohl Dioskurides, Hildegard von Bingen als auch Pfarrer Kneipp schätzten die Schafgarbe als blutstillendes Heilkraut, welches vor allem Frauen mit Menstruationsbeschwerden wärmstens empfohlen wurde.

AUSSEHEN

Die winterharte, krautige Schafgarbe besitzt gefiederte, filigrane Blätter und weißlich-rosafarbene Blüten, die ab April erscheinen und teilweise bis in den Oktober hinein bleiben. Die Pflanze ist meist um die 50 Zentimeter hoch und kann bis zu einem Meter Wuchshöhe erreichen. Der aus der bodennahen Rosette wachsende Stängel ist reichlich behaart und verzweigt. Die doldenartigen Blüten bestehen eigentlich aus zahlreichen kleinen Mini-Blüten von hierzulande meist weißer, leicht rosa angehauchter Färbung. Dennoch gibt es auch anders-farbige Arten wie beispielsweise mit gelbem Blütenstand.

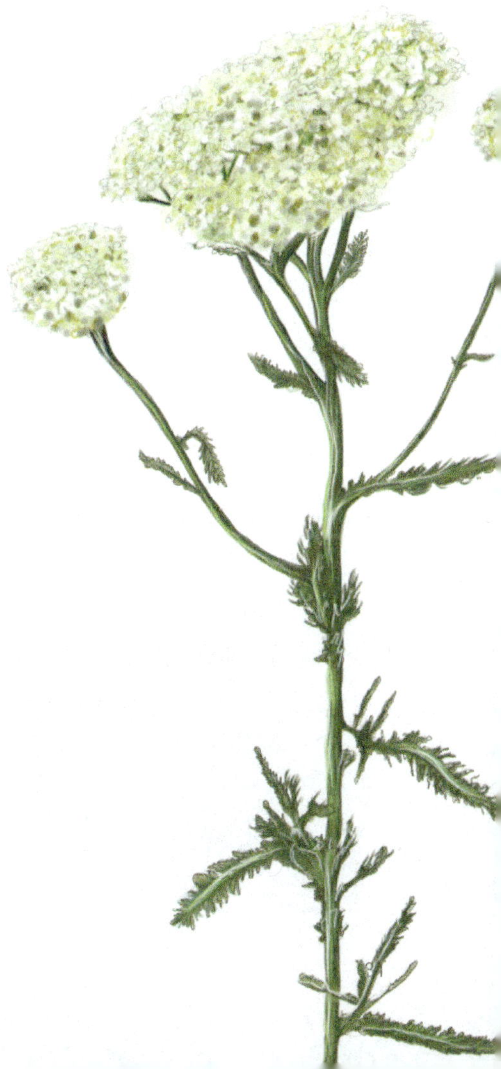

WICHTIG

Drei Pflanzen können von Laien mit der Schafgarbe verwechselt werden. Daher sollten Sie sich ganz sicher sein, bevor Sie zur Schere greifen. Denn teilweise kann schon die Berührung mit einer dieser Pflanzen eine Hautreaktion auslösen.

Eigentlich weist die Schafgarbe ganz typische Erkennungsmerkmale auf. Anfangs sollten Sie am besten ein Bild des Heilkrautes und seiner möglichen Doppelgänger dabei haben, um die Schafgarbe sicher bestimmen zu können. Nach kurzer Zeit werden Sie kein Bild mehr benötigen, da Sie die Schafgarbe mit einem geübten Blick dann schon von Weitem erkennen können.

Folgende Pflanzen gilt es, von der Schafgarbe zu unterscheiden:

1. Wiesenschaumkraut: Dieses ist zwar ungiftig und weist sogar selbst einige heilkräftige Inhaltsstoffe auf. Dennoch wollen Sie ja kein Wiesenschaumkraut, sondern Schafgarbe sammeln. Während die Blüten ein wenig an die jedoch viel kräftigeren Blüten der Schafgarbe erinnern, unterscheiden sich die Blätter der beiden Pflanzen erheblich voneinander. Beim Wiesenschaumkraut sitzen mehrere, eher rundliche Blättchen an einem recht langen Blattstängel.

2. Riesenbärenklau: Hier ist es die doldenartige Blüte, die eine Verwechslung möglich macht. Doch bei genauerem Hinsehen können Sie den Unterschied erkennen: Der Bärenklau ist wesentlich größer als die Schafgarbe, der Stängel dieser Giftpflanze ist ebenfalls stärker und vor allem die riesengroßen Blätter können Sie eigentlich kaum mit den filigranen Blättchen der Schafgarbe verwechseln.

Doch Achtung: Der Riesenbärenklau kann schon bei Hautkontakt zu Verbrennungen, Blasenbildung und Rötung führen.

3. Gefleckter Schierling: Auch hier sind es wieder die Doldenblüten, die eine Verwechslungsgefahr bedeuten. Und auch hier können die Blätter wertvolle Hinweise liefern. Zudem wirkt alles am Gefleckten Schierling irgendwie dünner und länglicher als bei der Schafgarbe, die längst nicht so hoch wird wie die Giftpflanze, die bis 2 Meter hoch werden kann. Zudem weist die Giftpflanze oftmals rötliche Flecken an ihrem Stängel auf. Vor allem an dem unangenehm stechenden, nach Mäuseurin riechendem Geruch können Sie die Giftpflanze von der lieblich duftenden Schafgarbe unterscheiden. Dennoch sollten Sie hierbei den giftigen Schierling nicht berühren, da auch dieser – wie der Riesenbärenklau – Hautirritationen auslösen kann.

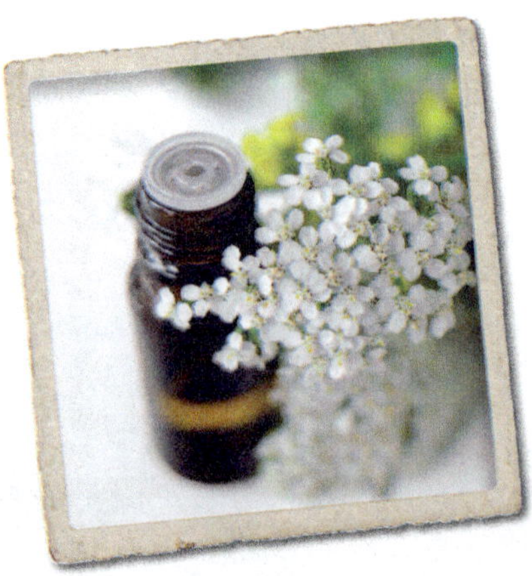

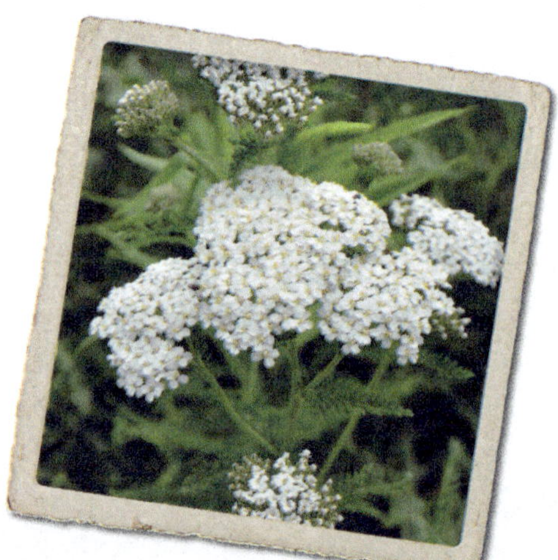

WO

Die sonnenhungrige Schafgarbe fühlt sich auch im Halbschatten auf stickstoffreichen, eher trockenen Wiesen wohl. Aber auch an Wegrändern, in nicht zu kurz gemähten Gärten und sogar in den Alpen ist dieses vielseitige Heilkraut zu finden.

WANN

Kraut und Blüte der Pflanze können Sie von Anfang Juni bis Ende Juli sammeln, denn zu dieser Zeit sind sie am heilkräftigsten.

WIE

Entweder Sie schneiden das Kraut in Bodennähe ab und hängen es dann kopfüber zum Trocknen auf oder Sie schneiden von den ausgewählten Pflanzen lediglich die oberen Teile zur weiteren Verwendung ab. In beiden Fällen sollten Sie sowohl einige Pflanzen selbst unberührt stehen lassen.

INHALTSSTOFFE

In den Blüten sind vor allem zart duftende ätherische Öle enthalten: Campher, Azulen, Chamazulen, Cineol, Eukalyptol und andere Stoffe gehören hier zu den besonders heilkräftigen Inhaltsstoffen. Daneben weist die Pflanze verschiedene Flavonoide, Cumarin, Gerb- und Bitterstoffe, Sesquiterpenlactone und sogar die ebenfalls in der Weidenrinde enthaltene Salicylsäure auf. Sie enthält außerdem nennenswerte Mengen Natrium und weitere Mineralstoffe und Spurenelemente.

EIGENSCHAFTEN

Die Pflanze wirkt blutstillend, anregend und verdauungsfördernd, antiseptisch und antientzündlich, krampflösend und entblähend. Sie soll sich regulierend auf die Prozesse innerhalb der weiblichen Geschlechtsorgane auswirken.

ANWENDUNGSBEREICHE

Zu starke oder zu schwache Menstruation, Blutreinigung, Verdauungsbeschwerden, Blasenschwäche, Krampfadern, hoher Blutdruck, Rheuma, Gicht, Schuppenflechte, Akne, Hämorrhoiden sowie Blasen- und Nierenschwäche

VERWENDUNG/HALTBARMACHUNG

Für eine blutreinigende Kur können Sie sich einen Frischpflanzensaft herstellen und diesen mehre Tage hintereinander löffelweise zu sich nehmen. Für die Verwendung als Tee können Sie die Pflanze an einem nicht zu sonnigen Ort vorsichtig trocknen und anschließend in Gläsern in einem dunklen, trockenen Raum aufbewahren. Umschläge, Auflagen sowie Gesichts-Dampfbäder empfehlen sich bei verschiedenen Hautproblemen. Eine Schafgarben-Heilsalbe ist besonders bei blutenden Hämorrhoiden hilfreich. Auch eine Tinktur aus dem blühenden Kraut kann bei den genannten Beschwerden eingesetzt werden.

Spitzwegerich *Plantago lanceolata*

WEGERICHGEWÄCHSE

Der Wegerich, ob als Breit- oder Spitzwegerich ist ein Hüter des Weges, wie es so schön heißt. Daher ist er auch meist an Wegrändern zu finden, sollte aus hygienischen Gründen von dort jedoch besser nicht gesammelt werden. Sie finden den Spitzwegerich auch auf Wiesen, die fernab von Hunden und Abgasen gelegen sind. Er lockt zahlreiche Nützlinge an, weshalb er auch im eigenen Garten nicht als Unkraut verschrien werden sollte.

AUSSEHEN

Der ausdauernde Spitzwegerich erreicht eine Wuchshöhe von 5 bis 30 Zentimetern, selten wird er höher. Seine aufrechtstehenden Blätter verlaufen schmal und lanzettlich und können 20 bis 30 Zentimeter lang werden. Die längs verlaufenden Blattnerven der Blätter sind stets deutlich zu erkennen. Ab Mai entwickelt der Spitzwegerich seinen kleinen, unscheinbaren Blütenstand an einem länglich-schmalen, behaarten Schaft, welcher meist weit über die Höhe der Blätter hinausreicht.

WO

Vor allem an Wegrändern, aber auch auf Wiesen können Sie den Spitzwegerich finden.

WANN

Die Ernte- bzw. Sammelzeit des Spitzwegerichs ist von Mitte Mai bis Mitte September. Mitte August ist der Gehalt der heilwirksamen Inhaltsstoffe am höchsten. August ist der Gehalt der heilwirksamen Inhaltsstoffe am höchsten.

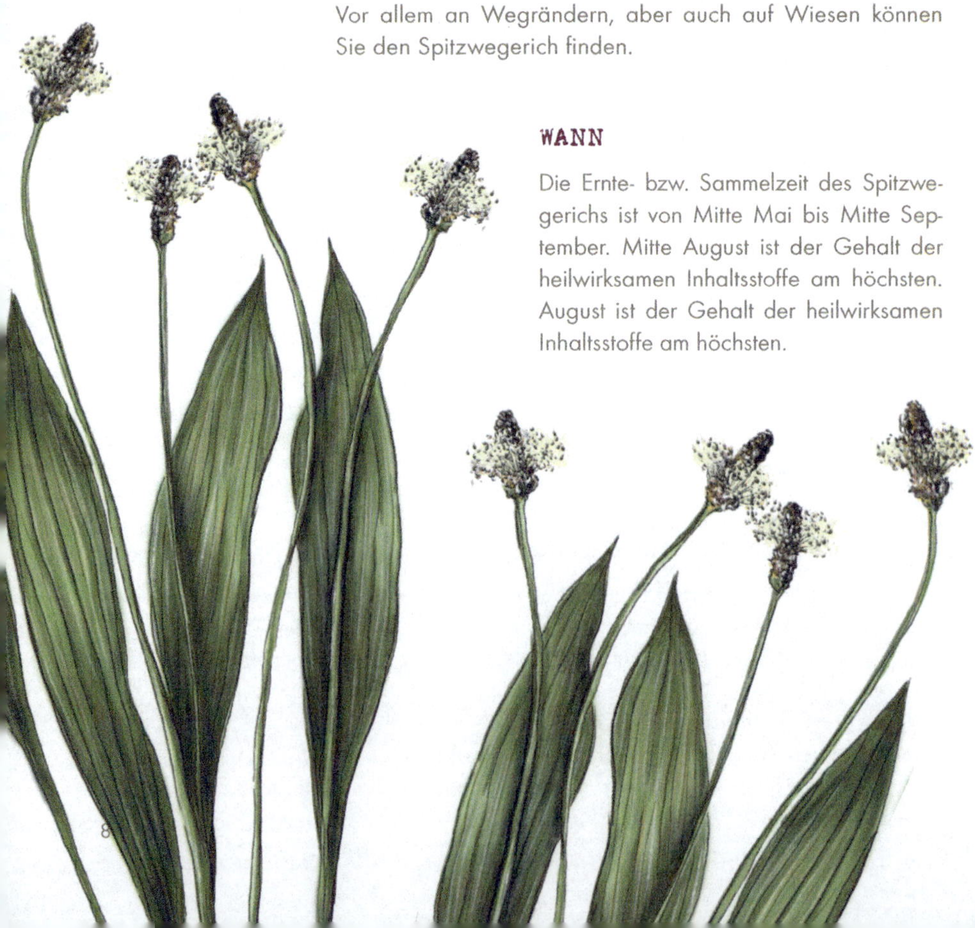

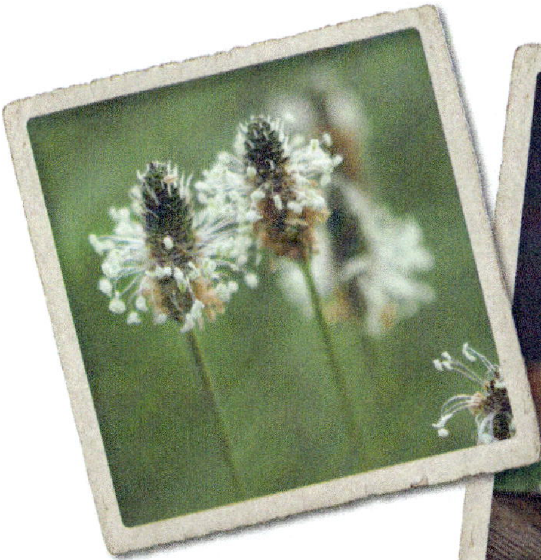

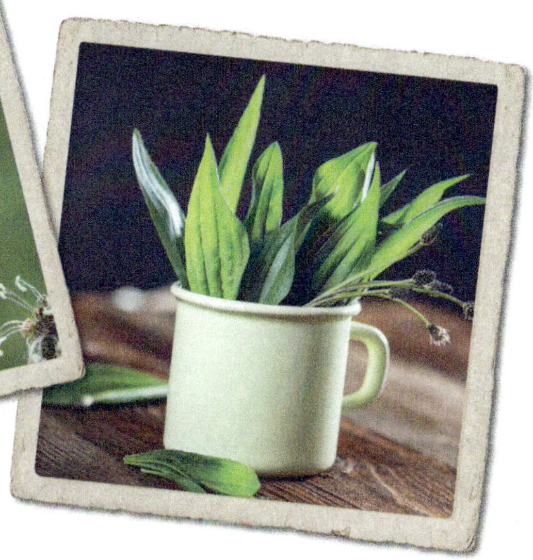

WIE

Schneiden oder zwicken Sie einzelne, jedoch nicht alle Blätter des Spitzwegerichs ab und legen Sie diese zum Sammeln in einen luftigen Korb oder Jutebeutel. Keinesfalls eignen sich Plastiktüten zum Sammeln von Heilkräutern.

INHALTSSTOFFE

Die Blätter enthalten Aucubin, Catapol, Gerb- und Bitterstoffe, Chlorophyll, Kieselsäure, Emulsin, Schleimstoffe, Harz und Labenzym sowie einige Vitamine, Mineralstoffe und Spurenelemente.

EIGENSCHAFTEN

Die Pflanze wirkt blutreinigend, schleimlösend, antibakteriell, entzündungshemmend, reizlindernd, harntreibend, hautberuhigend, hustenlindernd, wundheilfördernd und adstringierend (zusammenziehend).

ANWENDUNGSBEREICHE

Insektenstiche, festsitzender Husten, Erkältungen allgemein.

VERWENDUNG/HALTBARMACHUNG

Sie können den frisch gepressten Pflanzensaft löffelweise zu sich nehmen. Das Auftragen von einer Spitzwegerich-Salbe- oder Tinktur oder das Auflegen frisch zerriebener Blätter sind bei Insektenstichen empfehlenswert. Das Trocknen der Blätter ist zwar möglich, doch die Blätter werden gerne schwarz dabei. Daher sollte der Spitzwegerich besser als Tee aus den frischen Blättern oder aber als gekochter bzw. fermentierter Sirup zum Einsatz kommen. Auch ein Heilöl zum Einreiben kann bei Erkältungen gute Dienste leisten.

Tannen- oder Fichtenwipferl

Abies- oder Piceawipferl KIEFERNGEWÄCHSE

Die in Europa beheimatete Fichte wird irrtümlicherweise auch oft als „Rottanne" bezeichnet. Doch für Ihre Hausapotheke können Sie ohnehin sowohl die jungen Triebe der Tanne als auch der Fichte verwenden. Sie haben beinahe identische Inhaltsstoffe und heilkräftige Eigenschaften. Daher werden sowohl Tannen- als auch Fichtenwipferl beide als „Maiwipferl" oder „Maiwipfel" bezeichnet.

AUSSEHEN

Tannen sind geradewachsende, säulenförmige und immergrüne Nadelbäume mit einer nach oben hin schmaler werdenden Spitze (konisch). Die meisten Tannenarten erreichen Wuchshöhen von weit mehr als 20 Metern. Auch der Stamm ist mit mehr als einem Meter Durchmesser recht dick. Die Nadeln bzw. nadelförmigen Blätter der Tanne sind spitz, stechen jedoch nicht und befinden sich nur auf zwei Seiten der Äste und Zweige. Lediglich an den oberen Zweigen befinden sich aufrechtstehende Zapfen. Bei den Fichten wiederum hängen die Zapfen nach unten.

Fichten wachsen eher kegelförmig, die Nadeln sind fest und spitz, wachsen um die Zweige rundherum und können mehr oder weniger stark stechen. Je nach Fichtenart unterscheiden sich Stamm, Krone und Farbe der Zapfen, die nach der Verbreitung der Samen von der Fichte meist im Frühjahr als Ganzes abgeworfen werden.

WICHTIG

Keinesfalls dürfen Sie Tannen oder Fichten mit der giftigen Eibe verwechseln. Diese besitzt jedoch – im Gegensatz zu Fichte und Tanne – flache, eher weiche Nadeln, die nur an den Seiten der Zweige austreiben. Außerdem trägt sie keine Zapfen, was sie ebenfalls von Fichte und Tanne unterscheidet.

Im Herbst erkennen Sie die Eibe an ihren knallroten, kugeligen Scheinfrüchten. Doch im Frühjahr – zur Maiwipferlzeit – müssen Sie genauer hinschauen, damit es nicht zur Verwechslung kommt.

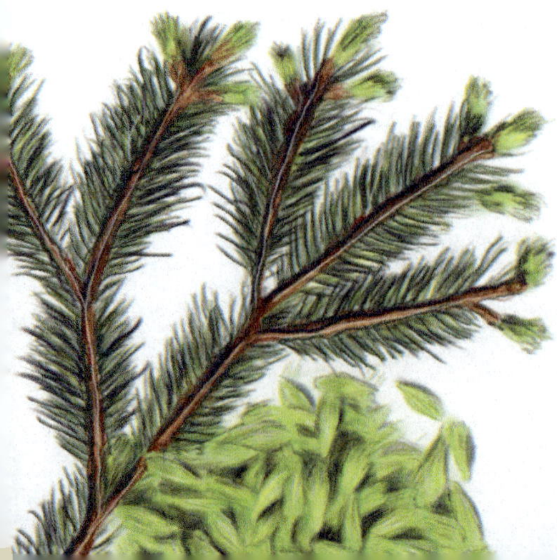

WO

Ob Sie nun Fichten- oder Tannenwipferl in freier Natur sammeln wollen: Fragen Sie immer den zuständigen Förster um Erlaubnis. Zudem kann dieser Ihnen sagen, in welchem Gebiet die Bäume nicht mit chemischen Pflanzenschutzmitteln bespritzt worden sind. Denn dies kommt klimawandelbedingt in letzter Zeit immer häufiger vor und Sie möchten doch keine chemischen Pestizide und Giftstoffe mit sammeln.

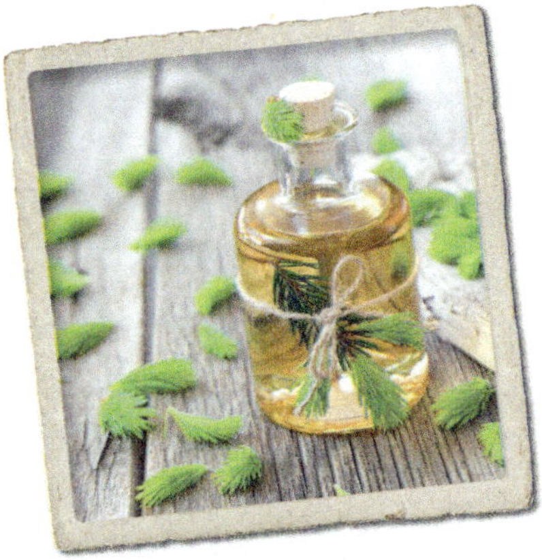

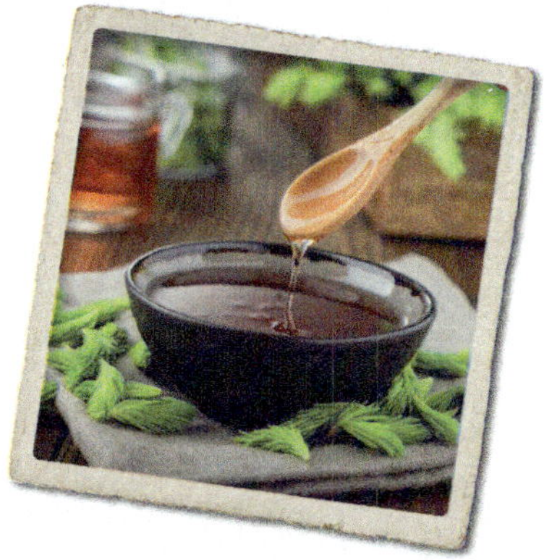

WANN

Wie der Name schon sagt, weisen die jungen Triebe von Fichte und Tanne im Monat Mai die meisten heilwirksamen Inhaltsstoffe auf.

WIE

Schneiden Sie stets Kleinstmengen junger Fichten- oder Tannentriebe ab. Nehmen Sie am besten nur Triebe, die seitlich der unteren Triebe wachsen, damit die Triebe an der Spitze in Ruhe weiterwachsen können. Auch entnehmen Sie vorzugsweise von jedem Baum nur einige wenige Triebe, damit der Baum nicht unnötig strapaziert wird.

INHALTSSTOFFE

Die jungen Triebe von Fichte und Tanne sind reich an ätherischen Ölen, Harzen, Pinen, Gerbstoffen und Vitamin C. Daneben enthalten sie Spuren von Terpentinöl sowie das Salicylalkoholglykosid Picein.

EIGENSCHAFTEN

Die jungen Triebe haben durchblutungsfördernde, schleimlösende und hustenstillende Eigenschaften. Außerdem wirken die Inhaltsstoffe entzündungshemmend, leicht desinfizierend und entschlackend. Bei stark übermäßigem Missbrauch können aber auch Haut- bzw. Schleimhautreizungen auftreten.

ANWENDUNGEN

Bei festsitzenden Erkältungen mit Husten (nicht jedoch bei Asthma oder Keuchhusten), zur Lufterfrischung, bei Rheuma und Durchblutungsstörungen

VERWENDUNG/HALTBARMACHUNG

Aus den frischen Trieben kann ein Sirup fermentiert oder gekocht werden. Auch ein Fichtenwein oder Fichtenlikör besitzt die gleiche Wirkung. Empfehlenswert ist ebenfalls ein Fichtennadel-Spiritus zum Einreiben. Aromatisches Fichtennadeln-Badesalz ist hervorragend für ein Erkältungsbad geeignet.

Aus dem Garten oder Wald in die Hausapotheke

Da jede Heilpflanze nur für eine gewisse Zeit als Frischpflanze zur Verfügung steht, ist es ratsam, diese zu trocknen und sich einen Vorrat anzulegen. Doch wie werden die einzelnen Pflanzenteile dann angewandt und welche Verwendungs- bzw. Anwendungsmöglichkeiten der jeweiligen Pflanzenteile stehen Ihnen zur Verfügung?

Alle Heilpflanzen besitzen recht unterschiedliche Inhalts- und Wirkstoffe. Die Hauptwirkstoffe, die Pflanzenart, aber ebenso die zur Nutzung gewählten Pflanzenteile bestimmen die Art der Zubereitung. Auch wenn die Heilwirkung scheinbar meist von einigen wenigen Inhaltsstoffen in bestimmten Pflanzenteilen ausgeht, so agieren doch sämtliche, in der Pflanze enthaltenen Inhaltsstoffe miteinander. Denn für die Welt der Heilpflanzen gilt ebenso: Ein Ganzes ist mehr als die Summe seiner Teile.

Aus Gründen des Pflanzenschutzes ist es jedoch ratsam, wenn möglich, nicht immer die ganze Pflanze samt Wurzelwerk herauszureißen. Bei größeren Pflanzen – wie beispielsweise dem Holunder – ist dies ohnehin nicht möglich. So kommt es, dass Sie bei der einen Pflanze vielleicht nur die Blätter, bei einer anderen die Blüten und bei der nächsten die Wurzel verwenden. In jedem Pflanzenteil sind die jeweiligen Inhaltsstoffe der Pflanzen in einem anderen Verhältnis zueinander enthalten.

Während die meisten ätherischen Öle in den Blüten enthalten sind, finden sich in den Blättern häufig Gerb- und Bitterstoffe und in den Wurzeln oder der Rinde einer Pflanze wiederum andere Wirkstoffe. Daher kommen zur Gewinnung der heilkräftigen Inhaltsstoffe auch jeweils verschiedene Methoden zum Einsatz. Dies alles gilt es zu bedenken und zwischen den jeweiligen Verwendungs- und Zubereitungsverfahren zu unterscheiden.

Neben den Möglichkeiten der jeweiligen Zubereitung und wertvollen Tipps zur Aufbewahrung erfahren Sie in diesem Kapitel alles, was Sie wissen müssen, um die unterschiedlichen Mittel selbst herstellen zu können.

Am bekanntesten: der Tee

Kräutertees aus heilkräftigen Pflanzen werden nicht als Durstlöscher genossen, sondern bei Bedarf wohl dosiert schluckweise über den Tag verteilt getrunken. Auch die Art der Zubereitung unterscheidet sich in vielen Dingen von der herkömmlichen Zubereitung. Wie oft und wie lange Sie den jeweiligen Tee trinken sollten, hängt ganz von Ihren individuellen Beschwerden ab und wird unter anderem Thema des nächsten Kapitels mit den konkreten Rezepturen der bereits vorgestellten Heilpflanzen sein.

Tee aus Blättern und Blüten

Die wenigsten Pflanzen oder Pflanzenteile stehen Ihnen das ganze Jahr über frisch zur Verfügung. Doch auch frische Heilpflanzen – wie beispielsweise Holunderblüten oder Melissenblätter – können Sie als Tee zu sich nehmen. Ansonsten verwenden Sie die sorgfältig getrockneten und zerkleinerten Pflanzenteile und überbrühen die empfohlene Menge mit siedend heißem, aber nicht mehr kochendem Wasser. Damit nicht zu viele Aroma- und Wirkstoffe dabei verloren gehen, bedecken Sie die Tasse mit einem Unterteller. Nach 15 Minuten wird die Flüssigkeit durch ein Teesieb abgegossen und nun schluckweise, - am besten ungesüßt - getrunken.

Tee aus Wurzeln, Stängeln und Rinden

Soll der Tee dagegen aus Wurzeln, Rinden oder bereits leicht verholzten Stängeln zubereitet werden, ist die Methode eine andere. Denn diese Pflanzenteile müssen erst langsam aufquellen, um ihre Inhaltsstoffe preiszugeben. Für einen Tee aus frischen oder gewaschenen und getrockneten Wurzeln oder einem anderen harten Pflanzenmaterial müssen Sie die angegebene Menge erst zerkleinern und mit kaltem Wasser übergießen. Das Ganze wird dann unter Rühren im Wasserbad kurz aufgekocht und anschließend für zehn Minuten ziehen gelassen. Diesen meist recht bitteren Auszug bzw. die Abkochung trinken Sie ebenfalls schluckweise - allenfalls mit ein wenig Honig oder Agavendicksaft gesüßt.

Tees - ob als Abkochung oder Heißaufguss - werden auch als wässrige Extrakte bezeichnet und gehören zu den wohl bekanntesten Heilpflanzenanwendungen.

Am effektivsten: Die richtige Teekur

Bei zahlreichen Beschwerden hat sich eine Teekur als hilfreich erwiesen. Diese sollte mindestens fünf bis sechs Wochen lang durchgeführt werden. Wenn Sie die Teekur im Anschluss mit der gleichen Pflanze fortsetzen wollen, sollten Sie eine Toleranzpause von etwa 2 Wochen einhalten. Denn bei längerer Anwendung kann es sein, dass sich der Körper an den wiederholten Reiz gewöhnt und nicht mehr zur vollen Zufriedenheit darauf reagiert. Während der Teekur sollten Sie nach Möglichkeit auf starke Reize wie die von scharfen Speisen, alkoholischen Getränken, Zigaretten und Kaffee verzichten. Denn nur dann reagiert der Körper besonders sensibel auf den jeweiligen Heilkräuter-Tee.

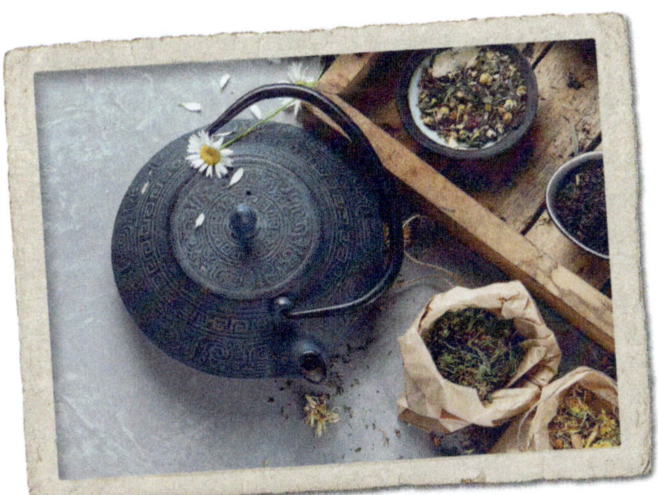

Die Dosierung für Tees aus Heilkräutern

Insgesamt sollten Sie pro Tag etwa 500 ml des gewählten Heilkräuter-Tees, – das sind zwischen drei und vier große Tassen täglich – zu sich nehmen. Auf einen halben Liter kommen zwei bis drei Esslöffel des Heilkrautes, wenn in den Rezepten nicht anderes angegeben wird.

Aufbewahrung getrockneter Pflanzenteile für die Teezubereitung

Nach dem schonenden Trocknen an der Luft oder im Dörrapparat bzw. Backofen bei höchstens 40 °C lassen Sie die Kräuter und Pflanzenteile richtig abkühlen. Wurzeln und holzige Stängel sollten Sie vor dem Trocknen in kleinere Teilstücke schneiden. Das verkürzt die Trocknungszeit erheblich. Außerdem können Sie so leichter überprüfen, ob diese auch wirklich bis ins Innere hinein trocken sind.

Wenn Blätter oder Blüten beim Zerdrücken geräuschvoll knistern, Stängel sich mit einem Knackgeräusch leicht zerbrechen lassen und Wurzeln wirklich hart sind, dann sind diese Pflanzenteile tatsächlich ausreichend trocken.

Nach dem Trocknen und Abkühlen geben Sie die getrockneten Pflanzenteile zum Aufbewahren in ein sauberes, dunkles Glas. Blüten und Blätter sollten Sie möglichst nicht zu sehr zerkleinern, um den Verlust an Inhaltsstoffen so gering wie möglich zu halten. Der ideale Aufbewahrungsort der Braunglas-Schraubgläser ist ein nicht zu heller, kühler, aber frostfreier und trockener Raum. Dies kann ein Keller oder ein kleiner unbeheizter Abstellraum oder auch die Speisekammer sein.

Auf diese Weise sind Ihre Heilkräuter mindestens ein Jahr, meist jedoch sogar noch deutlich länger haltbar und Sie können aus ihnen unbesorgt Ihre Heilkräuter-Tees zubereiten.

Kleiner Tipp: Um den Inhalt und das Alter der jeweiligen Pflanzen jederzeit zweifelsfrei bestimmen zu können, sollten Sie Ihre Gläser mit einem Etikett versehen, auf welchem Sie die Pflanzenart und das Alter schriftlich festhalten. Pflanzenteile, die älter als zwei Jahre sind, können Sie immer noch für Kräuter- oder Dampfbäder verwenden.

Keine Hexerei: Die Tinktur

Tinkturen können tropfen- oder löffelweise eingenommen oder auch für die äußerliche Behandlung verwendet werden. Nicht alle Pflanzeninhaltsstoffe sind fett- oder wasserlöslich. Manche Wirkstoffe lösen sich besser in Alkohol, sodass Tinkturen durchaus ihren Vorteil haben und Teil Ihrer Kräuter-Apotheke sein sollten.

Für die Herstellung einer Tinktur besorgen Sie sich 70-prozentigen Ethylalkohol aus der Apotheke. Es sollte sich wirklich sicher um „Ethylalkohol“, also genussfähigen Alkohol handeln, denn Sie wollen Ihre Tinkturen bei Bedarf ja auch innerlich verwenden. Es gibt neben Trinkalkohol auch weitere ungenießbare und sogar giftige Alkoholarten. Stellen Sie also sicher, dass man Sie in der Apotheke richtig verstanden hat und teilen Sie daher am besten mit, dass Sie den Alkohol für die Herstellung von Kräutertinkturen zum Einnehmen verwenden wollen.

Für die Herstellung einer Frischpflanzentinktur oder einer Tinktur aus getrockneten Pflanzenteilen benötigen Sie neben dem Pflanzenmaterial und dem Alkohol jeweils ein gut verschließbares Gefäß mit einer möglichst breiten Öffnung. Hierfür eignen sich vor allem kleine Einmachgläser mit Bügelverschluss sehr gut. Aber auch in Gläsern mit einfachem Twist-off-Verschluss können Sie eine Tinktur ansetzen.

Füllen Sie das Glas etwa zu einem Drittel mit den jeweiligen Pflanzenteilen und gießen Sie dann den Alkohol dazu, bis die Pflanzen vollständig vom Alkohol bedeckt sind. Da die Pflanzen die Flüssigkeit nach und nach aufsaugen, kann es sein, dass Sie nach einer Weile nochmals Alkohol nachgießen müssen. Am besten kontrollieren Sie daher das Glas/die Gläser anfangs regelmäßig. Schütteln Sie den Ansatz jeden Tag einmal kräftig durch und stellen Sie ihn auf ein Fensterbrett. Denn in diesem Fall sind Wärme und Sonnenlicht erwünscht, um die Inhaltsstoffe in den Alkohol übergehen zu lassen. Nach acht bis zehn Tagen können Sie die Tinktur dann abseihen, die vollgesogenen Kräuter vorsichtig auspressen und die Flüssigkeit nochmals durch einen Filter laufen lassen. In der Apotheke erhalten Sie für Ihre hausgemachten Tinkturen ebenfalls kleine Fläschchen aus Braunglas, in welche Sie Ihre fertigen Tinkturen mithilfe eines kleinen Trichters abfüllen können. Auch diese Fläschchen sollten Sie wieder sorgfältig beschriften und danach in einem kühlen, trockenen Raum aufbewahren. Die Haltbarkeit einer solchen Tinktur beträgt dann mindestens ein Jahr.

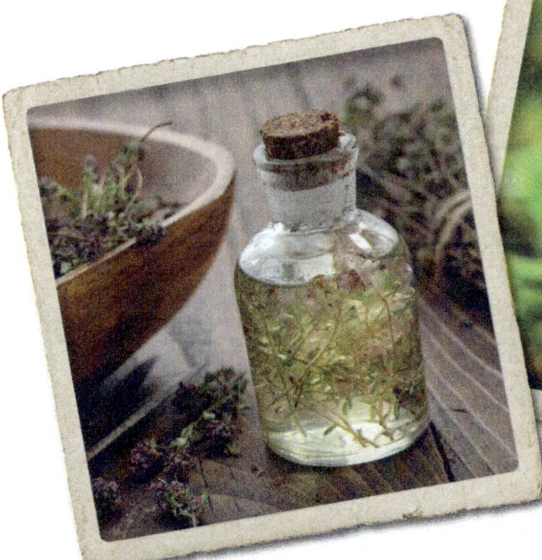

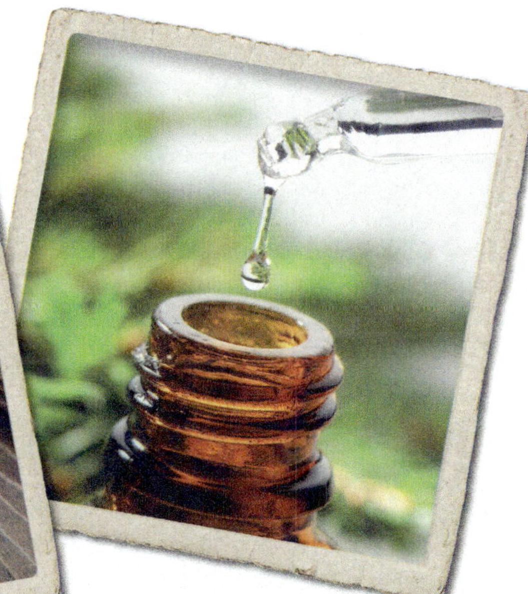

Der Ölauszug

Der Ölauszug, welcher auch unter dem Begriff „Öl-Mazerat" bekannt ist, enthält sämtliche fettlöslichen Stoffe des gewählten Pflanzenmaterials. Das Pflanzenöl selbst ist für die äußerliche Verwendung gedacht und kann bereits als heilkräftiges Pflege- oder Massageöl eingesetzt werden. Doch in vielen Fällen dient dieser Auszug auch als Basis für die spätere Salbenherstellung. Der fertige Ölauszug sollte – wie sämtliche Heilpflanzenprodukte – dunkel, kühl und trocken gelagert werden.

Es gibt zwei Möglichkeiten, einen Ölauszug herzustellen:

- die kalte Mazeration und
- die heiße Mazeration.

DIE KALTE ÖLMAZERATION

Diese Methode der Mazeration hat einen entscheidenden Vorteil: Durch die langsame und schonende Mazeration bleiben die Inhaltsstoffe unbeschadet enthalten und gehen langsam in das Basisöl über. Dafür dauert dieser Prozess allerdings etwas länger als bei der Mazeration unter Hitzeeinfluss. Außerdem sollten die Blüten oder Blätter für den Kaltauszug unbedingt getrocknet sein. Frische Pflanzen enthalten sehr viel Feuchtigkeit, die bei einer Kaltmazeration die Haltbarkeit und Unbedenklichkeit im Hinblick auf Bakterien und Schimmelsporen negativ beeinträchtigen kann.

Wichtig: Eine Ausnahme bildet das Johanniskraut. Für ein Johanniskrautöl sollten die Blüten nach Möglichkeit frisch, also nicht getrocknet sein. Hier müssen Sie besonders darauf achten, dass alles gut mit Öl bedeckt ist und es nicht zu Schimmelbildung kommt. Außerdem dürfen Sie den kalten Ölauszug des Johanniskrautes während der Mazeration auch auf ein sonniges Fensterbrett stellen.

Für eine kalte Ölmazeration nehmen Sie ein großes Glas mit möglichst breiter Öffnung und geben die getrockneten Pflanzenteile hinein. Auch hier empfiehlt sich wieder ein Einmach-Bügelglas, welches Sie am besten gleich beschriften. Machen Sie das Glas nicht ganz voll, denn das Öl, welches Sie anschließend dazugeben, sollte die Pflanze vollständig bedecken. Denn die Pflanzen saugen das Öl mehr und mehr auf, sodass Sie nach einiger Zeit wieder Öl nachgießen müssen. Nun stellen Sie das Glas an einen warmen, aber nicht zu sonnigen Ort – vorzugsweise oben auf einen Schrank – und schwenken den Inhalt einmal täglich vorsichtig. Dabei können Sie auch erkennen, ob Sie nochmals etwas Öl dazugeben müssen.

Je nach gewünschter Konzentration muss der Ölauszug nun zwischen drei und sechs Wochen lang durchziehen. Danach seihen Sie den Auszug ab, indem Sie ein Sieb mit einem sauberen und trockenen (nicht mit Weichspüler gewaschenen) Tuch auslegen. Das Tuch mit den öligen Pflanzenrückständen können Sie nochmals auspressen, da sich hierin noch sehr viel Öl mit wertvollen Inhaltsstoffen befindet.

Das so gewonnene Pflanzenöl geben Sie vorzugsweise in eine Flasche aus Braunglas, die Sie natürlich wieder entsprechend beschriften sollten.

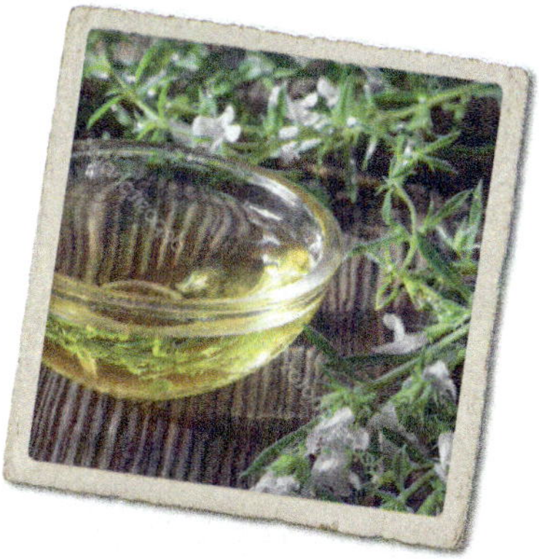

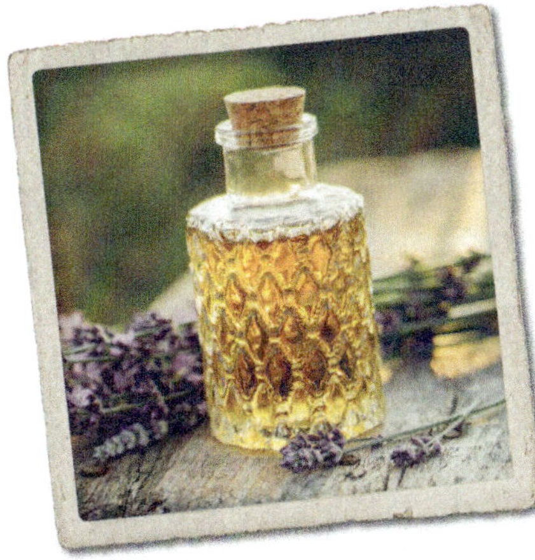

Extra-Tipp: Mit einigen Tropfen Vitamin E, welches Sie unter dem Begriff Tocopherol in der Apotheke erhalten, können Sie die Haltbarkeit Ihres Öles verbessern. Auf einen Liter Öl reichen bereits zwei Milliliter Vitamin E, um ein Ranzigwerden des Öls merklich zu verzögern. Das so hergestellte Öl ist normalerweise jedoch ohnehin so lange haltbar wie das ursprüngliche Basisöl auch.

DIE HEISSE ÖLMAZERATION

Diese Methode sollten Sie nur verwenden, wenn Sie den Ölauszug möglichst schnell benötigen. Denn der kalte Auszug ist wesentlich reicher an heilkräftigen Inhaltsstoffen. Wenn Sie dennoch einen heißen Ölauszug herstellen möchten, geben Sie die frischen oder getrockneten und zerkleinerten Pflanzenteile in ein hitzebeständiges, gut verschließbares Glas. Danach geben Sie Ihr Basisöl dazu, bis alles komplett mit Öl bedeckt ist und stellen das Glas mit dem Öl in einen Topf mit Wasser auf den Herd. Das Glas mit dem Pflanzen-Öl-Gemisch sollte etwas zu 2/3 im Wasser stehen.

Nun erwärmen Sie das Wasserbad langsam, sodass auch das Öl im Glas erwärmt wird und dadurch die fettlöslichen Inhaltsstoffe des Pflanzenmaterials schneller in das Basisöl übergehen. Dabei sollte das Wasser im Topf nur leicht sieden, jedoch keinesfalls kochen. Rühren Sie mit einem sauberen Löffel das Öl-Pflanzengemisch währenddessen immer wieder einmal um.

Nach ca. 30 Minuten können Sie das Glas mit dem Öl aus dem Wasserbad nehmen und abkühlen lassen. Diesen Ölauszug können Sie bereits nach einer Woche abseihen und ansonsten wie mit dem kalten Ölauszug verfahren. Auch das Glas mit diesem Ölauszug sollten Sie natürlich entsprechend beschriften. Dieser Ölauszug ist normalerweise ebenso so lange haltbar wie das ursprüngliche Basisöl. Als Basisöle eignen sich vor allem Sonnenblumen- oder Olivenöl, aber auch das leichter einziehende Mandelöl und weitere, ebenso in der Küche verwendete Pflanzenöle.

Wichtig: Sämtliche Gläser und Fläschchen – ob für Ansätze, Liköre, Tinkturen, Ölauszüge oder fertige Pflanzenöle – sollten Sie vor Gebrauch gut reinigen, nach Möglichkeit sogar auskochen. Sollte sich etwas nicht auskochen lassen, dann können Sie es mit hochprozentigem Alkohol ausschwenken oder auswischen, um bakterielle oder sonstige Kontaminationen zu vermeiden.

Wohltuend und pflegend: Wirkungsvolle Salben

Pflanzenbasierte Salben werden für die äußerliche Verwendung hergestellt und besitzen in der Regel eine streichfähige, fettig-ölige und unterschiedlich feste Konsistenz.

Als Basis dienen meist entsprechende Ölauszüge, die unter Rühren zusammen mit Bienenwachs im Wasserbad erwärmt werden, bis eine homogene Masse entsteht. Das Glas mit dem Öl-Wachsgemisch wird aus dem Wasserbad entnommen und – ebenfalls unter Rühren – langsam abgekühlt und in saubere, mit Alkohol ausgewischte kleine Gläschen oder Tiegel gefüllt.

Als vegane Variante können Sie anstatt des Bienenwachses, welches dem Öl die etwas festere Konsistenz verleiht, auch gerne Jojoba- oder Carnaubawachs verwenden.

Als Faustregel gilt: Auf 200 Milliliter Ölauszug kommen ca. 20 Gramm Wachs.

Auch die Salben müssen kühl und dunkel aufbewahrt werden. Zur Verbesserung der Haltbarkeit können Sie auch hier einen Tropfen Vitamin E hinzufügen. Salben sollten Sie jedoch stets nur in kleinen Mengen herstellen. Zwar sind Salben, da sie so gut wie keine Feuchtigkeit mehr enthalten, meist mindestens sechs Monate haltbar. Mit dem jeweiligen Ölauszug können Sie aber jederzeit eine frische Salbe herstellen.

EXTRA-TIPP: Für eine sehr reichhaltige Salbe, die allerdings nur begrenzt haltbar ist, können Sie die Pflanzen im Öl pürieren und anschließend heiß mazerieren. Dann lassen Sie das Gemisch über Nacht zugedeckt stehen, erwärmen das Ganze am nächsten Tag noch mal und lassen es nach dem Abkühlen durch ein Feinsieb laufen. Diesen Ölauszug erwärmen Sie dann ebenfalls im Wasserbad, fügen eine kleine Menge Wachs hinzu und verfahren wie oben beschrieben.

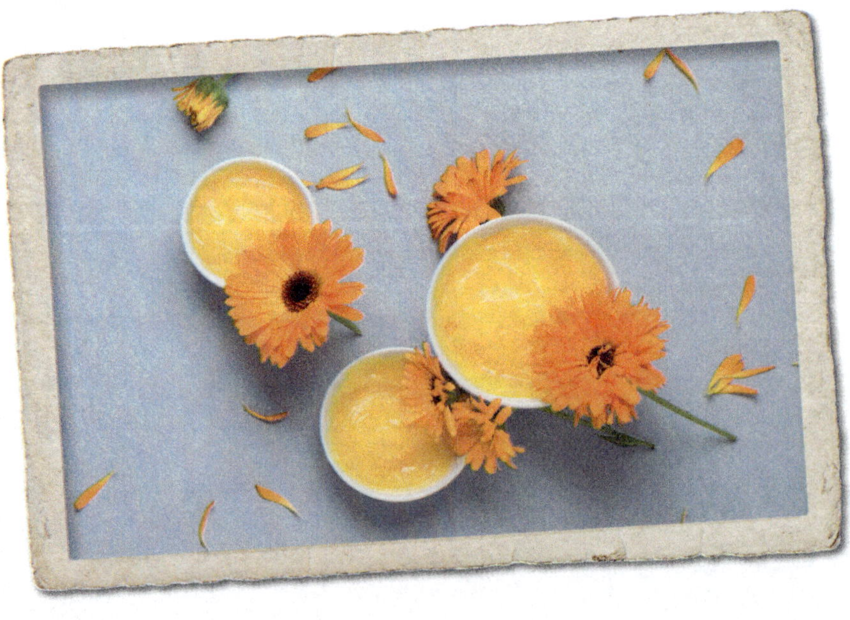

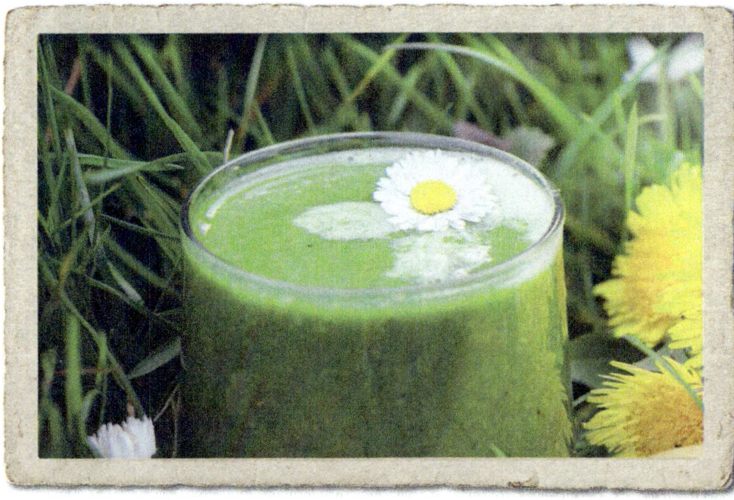

Nur saisonal möglich: der Frisch-Pflanzensaft

Einige frische Kräuter lassen sich hervorragend auspressen. Hierzu benötigen Sie entweder eine manuell betriebene Kräuterpresse oder aber einen handelsüblichen Haushaltsentsafter.

Beim Entsaften mit einem Dampfentsafter, – wie er gern für das Entsaften von Früchten und die Konservierung von Fruchtsäften verwendet wird, – gehen durch den heißen Dampf jedoch zu viele Inhaltsstoffe verloren, weshalb Sie einen elektrischen Entsafter oder eine handbetriebene Kräuterpresse bevorzugen sollten. Dieser Frischpflanzensaft – beispielsweise vom Löwenzahn – enthält neben dem Chlorophyll so gut wie alle wertvollen Inhaltsstoffe der jeweiligen Pflanze und sollte mit möglichst jungen Pflanzen als Kur im Frühjahr durchgeführt werden.

Eine solche Frischpflanzenkur können Sie über einen Zeitraum von drei bis vier Wochen durchführen, wobei Sie den frisch gepressten Pflanzensaft unmittelbar nach der Herstellung zu sich nehmen sollten, da er ansonsten innerhalb kurzer Zeit schon wertvolle Inhaltsstoffe verliert. Im Kühlschrank ist der Saft ebenfalls nur für höchstens 24 Stunden haltbar.

Daher ist es ratsam, immer nur die Menge herzustellen, die Sie auch direkt im Anschluss zu sich nehmen wollen. Dies sollten am Anfang nicht mehr als drei Esslöffel sein. Täglich dürfen Sie die Menge jedoch höchstens um einen Esslöffel erhöhen, um Ihre Verdauung nicht zu überfordern. Insgesamt sollten es aber nicht mehr als sechs bis sieben Esslöffel Frischpflanzensaft pro Tag sein.

Sollte Ihnen der teilweise doch sehr bittere Geschmack Schwierigkeiten bereiten, so können Sie den Saft in einen Smoothie einrühren oder zusammen mit einer Banane bzw. einem anderen aromareichen Obst im Mixer pürieren. Wenn Sie Anzeichen einer Unverträglichkeit bei sich bemerken, sollten Sie auf den Frischpflanzensaft verzichten und eine andere Form der Einnahme wählen.

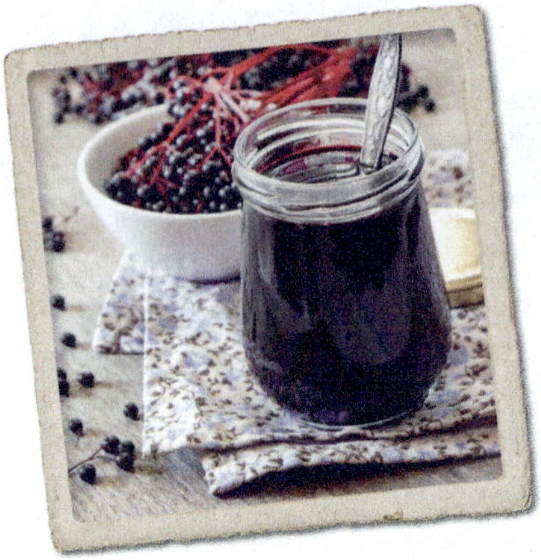

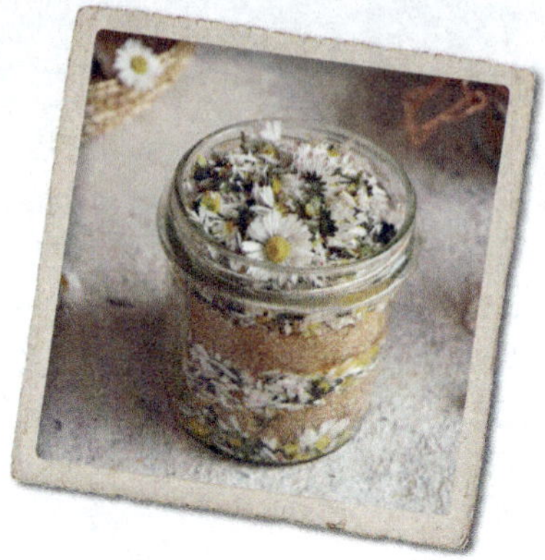

Nicht nur für Kinder empfehlenswert: Der Pflanzen-Sirup

Für einen echten Sirup nehmen Sie ein sauberes Glas mit einer breiten Öffnung – Bügelglas oder Twist-off-Glas – und befüllen dies abwechselnd mit einer Schicht Pflanzenteile und einer Schicht Zucker. Die letzte Schicht sollte aus Zucker bestehen, wobei auch wirklich alle Pflanzenteile vollständig mit Zucker bedeckt sein müssen. Das Glas wird gut verschlossen und anschließend für mindestens acht bis zwölf Wochen auf einen Schrank gestellt. In dieser Zeit verflüssigt sich der Zucker, da er den Pflanzenteilen das Wasser entzieht. Die wertvollen Inhaltsstoffe gehen dabei in den flüssigen Zucker über.

Sollte sich der Zucker auch nach drei Monaten noch nicht vollständig aufgelöst haben, können Sie das ganze Glas vorsichtig im Wasserbad erwärmen, bis sich auch das letzte Zuckerkristall wirklich verflüssigt hat.

Zur besseren Haltbarkeit empfiehlt es sich ohnehin, das Glas nochmals für 1,5 Stunden in leicht köchelndem Wasserbad zu erwärmen. Zwischendurch sollten Sie ab und zu den Deckel abnehmen (Vorsicht: heiß!) und das Ganze mit einem sauberen Kochlöffel vorsichtig umrühren. Nach etwa 1,5 Stunden wird der Inhalt dann durch ein Sieb gegeben. Das Glas, in welches Sie den fertigen Sirup nun füllen, sowie der dazugehörige Deckel müssen vorher in einem Topf mit Wasser ausgekocht werden, damit sich so wenig Keime wie möglich darin befinden. Das Glas sollte zumindest noch leicht warm sein und auf einem Küchentuch stehen, damit es beim Einfüllen nicht springt. Für das Heiß-Abfüllen können Sie einen Einkoch-Trichter verwenden, um den Glasrand auch schön sauber zu halten. Nach dem Einfüllen verschließen Sie das Glas umgehend und lassen es auf dem Tuch stehend abkühlen.

Der Sirup sollte anschließend kühl und dunkel gelagert werden und ist so für mindestens ein Jahr haltbar. Es kann sein, dass er teilweise wieder auskristallisiert, was jedoch keinerlei Einfluss auf die Qualität oder den Geschmack hat. Ein klassischer Heilpflanzen-Sirup wird löffelweise eingenommen, kann aber auch – je nach Art der verwendeten Pflanzen – als leckerer Honigersatz auf Brot und Brötchen oder im Tee verwendet werden.

Einfach und schnell einzunehmen: Heilkräuter-Pulver

Wenn Sie ihre Heilpflanzen schonend trocknen und anschließend kühl und dunkel aufbewahren, verlieren Sie nicht allzu viele der wertvollen Inhaltsstoffe. Das gilt natürlich auch für die aus den getrockneten Pflanzenteilen hergestellten Pulver.

Hierfür nehmen Sie vollständig trockene, klein geschnittene Wurzelteile, Blätter oder Blüten und geben diese in einen Mixer. Wenn Ihnen das Ergebnis nicht fein genug ist, können Sie das Pulver anschließend nochmals in einer elektrischen Kaffee- oder Gewürzmühle mahlen, was ein besonders feines Pulver ergibt. Das Gerät sollte jedoch unbedingt frei von Kaffee- oder Gewürzresten sein, um weder die Qualität noch das Aroma Ihres Heilkräuter-Pulvers zu beeinträchtigen. Das erreichen Sie am besten, indem Sie das Gerät mit etwas Zucker laufen lassen. Diesen leicht aromatischen Zucker können anschließend auch noch gut verwenden.

Das fertige Heilkräuter-Pulver bewahren Sie ebenfalls in Weithalsflaschen oder Schraubgläsern aus Braunglas auf. Wenn nicht anders angegeben, nimmt man täglich bis zu dreimal einen halben Teelöffel des jeweiligen Pulvers. Klassische Gewürzkräuter dürfen natürlich etwas höher dosiert werden. Das Pulver kann unter den Smoothie oder Joghurt gemixt und natürlich auch einfach auf die Speisen (Kartoffeln, Suppen etc.) gestreut oder mit in den Salat gegeben werden.

Einige Pulver eignen sich auch für die äußerliche Behandlung. Heute ist jedoch der Gebrauch von Heilkräuter-Pulver meist auf die Einnahme des Pulvers beschränkt.

Heilkräuterweine

Einst gab es sie noch in den Apotheken zu kaufen: die durch den Apotheker selbst hergestellten Heilkräuter- oder Apothekerweine. Vor allem aber in den Klöstern gab und gibt es noch so manchen herrlichen Kräuterwein zu kaufen. Sie können sich die meisten Kräuter für einen Heilkräuterwein aber auch in der Apotheke zusammenstellen lassen und daraus dann Ihren jeweiligen Kräuterwein selbst herstellen. Das Sammeln im eigenen Garten oder der freien Natur ist natürlich günstiger und macht zudem auch mehr Freude. Wer allerdings glaubt, er müsse jetzt zum Zwecke der Gärung einen Gärballon mit Gärröhrchen besorgen, der irrt. Denn für einen Heilkräuterwein nimmt man in der Regel einen fertigen Wein, in welchen man die entsprechenden Kräuter, die Blüten oder die Rinde für einige Zeit „mazerieren" lässt. Je nach Beschaffenheit und Art der Heilpflanze kann dies ein unterschiedlich langer Zeitraum sein. In der Regel wird das Trinken eines Gläschens am Abend empfohlen, – manchmal aber auch mehrmals täglich ein Schnapsgläschen voll oder sogar nur esslöffelweise.

Ähnlich wie auch bei der Tinktur werden in einem Wein neben dem herrlichen Aroma auch die weiteren alkohol- und wasserlöslichen Bestandteile aus den Pflanzenteilen gelöst und gehen nach kurzer Zeit schon in den Wein über. Zur Herstellung eines Kräuterweines eignet sich am besten ein Weißwein aus biologischem Anbau. An Pflanzenteilen kommen – je nach Pflanzenart – Kraut, Blüten oder Rinde der gewünschten Pflanzen infrage. Bei den jeweiligen Rezepten macht es allerdings einen Unterschied, ob man frische oder getrocknete Kräuter bzw. Pflanzenteile verwendet. In frischen Kräutern ist das Aroma intensiver, in getrockneten Kräutern jedoch konzentrierter vorhanden (gilt leider nicht für alle Pflanzen). Zudem saugen sich die Pflanzenteile mit der Zeit voll, quellen dann auf und benötigen dadurch mehr Platz als zu Anfang. Daher nimmt man für einen Wein mit getrockneten Kräutern meist etwa die Hälfte der Menge, die man an frischen Kräutern verwenden würde. Im jeweiligen Rezept finden Sie später beide Mengenangaben, – also sowohl für frische als auch für getrocknete Kräuter.

Für einen Heilkräuterwein nehmen Sie vorzugsweise eine Flasche oder ein Bügelglas mit breiter Öffnung, füllen Glas oder Flasche – falls nicht anders angegeben – bis etwa zu einem Drittel mit getrockneten Pflanzenteilen bzw. zu zwei Drittel mit frischen Kräutern, Blüten usw. auf. Danach geben Sie vorsichtig den Wein Ihrer Wahl dazu. Warten Sie jedoch eine Weile, bis sich alle Pflanzenteile mit dem Wein vollgesogen haben und sich der Wein in Ihrem Behälter setzt. Gießen Sie dann bei Bedarf Wein nach, bis kurz unter den Glas- oder Flaschenrand. In jedem Fall sollten die Pflanzen stets ganz mit Wein bedeckt sein. Verschließen Sie das Gefäß sorgfältig und stellen Sie es an einen dunklen Ort. Einmal täglich sollten Sie den Ansatz kontrollieren und schütteln, damit sich die Inhaltsstoffe besser im Wein lösen und keine Pflanzen für längere Zeit oben aus dem Wein herausschauen.

Solange die Kräuter oder Blüten im Wein ziehen, darf der Wein ruhig leicht warm stehen, da das in diesem Fall die Mazeration fördert. Falls Sie mehrere Kräuterweine ansetzen, sollten Sie auf der Flasche mit dem jeweiligen Ansatz das Ansatzdatum und den Inhalt vermerken. So wissen Sie von jedem Ansatz, was er enthält und wann es Zeit ist, ihn zu filtern.

Nach der angegebenen Zeit lassen Sie den fertigen Heilkräuterwein durch ein mit einem sauberen Tuch ausgelegten Sieb laufen und füllen ihn in eine saubere, gut verschließbare Flasche. Eine andere Art ist es, den Wein erst durch ein einfaches Sieb und danach durch einen herkömmlichen Kaffeefilter laufen zu lassen. Auch die Flasche mit dem Kräuterwein sollten Sie unbedingt mit einem Etikett versehen, damit Sie jederzeit wissen, was sich darin befindet. Der fertige Kräuterwein sollte kühl und dunkel gelagert werden und ist dann bis zu einem Jahr haltbar.

Heilkräuterschnäpse und -liköre

Wohl die meisten Menschen haben schon einmal etwas von der wohltuenden Wirkung würziger Heilkräuterschnäpse- und Liköre gehört. Ob Klosterfrau Melissengeist, Schwedenbitter oder der klassische Enzian: Alle diese hilfreichen Köstlichkeiten lassen sich auch prima zu Hause herstellen.

Neben diesen drei Klassikern unter den Heilkräuterschnäpsen gibt es auch etliche weitere Liköre und Schnäpse, die sich wohltuend auf Körper, Geist und Seele auswirken. Wie wäre es einmal mit einem entkrampfenden Kümmellikör oder einem erfrischenden Salbei-Zitronenlikör, der nicht nur schmeckt, sondern auch bei Erkältungen und einem überladenen Magen hervorragende Dienste tut?

Wohltuende Kräuterschnäpse – oder die süßere Variante mit mehr Zucker (Liköre) – sind einfach und rasch hergestellt und recht vielseitig einsetzbar. In einem möglichst hochprozentigen Korn oder Obstbrand lösen sich die alkohol- und wasserlöslichen Inhaltsstoffe und entfalten beim Trinken eines Schnapsgläschens ihre wohltuende Wirkung.

Für die Herstellung nehmen Sie wieder eine gut verschließbare Flasche oder ein Einmachglas mit breiter Öffnung. Als Erstes geben Sie die Kräuter, Blüten oder Rinde in das Glas, sodass es etwa bis zur Hälfte gefüllt ist. Dann bedecken Sie die Pflanzenteile mit einer Lage weißem Kandiszucker für den Geschmack (wer mag, kann darauf verzichten) und füllen Glas oder Flasche mit Ihrem Korn oder Obstbrand auf.

Kleiner Tipp: Heben Sie die Korn- oder Obstbrandflasche auf.

Warten Sie eine Weile, bis sich alle Pflanzenteile vollgesogen und etwas gesetzt haben und füllen Sie bei Bedarf noch etwas nach. Dann verschließen Sie das Ganze und beschriften den Ansatz. Dieser bleibt für mindestens acht Wochen auf einem Schrank stehen, wo Sie ihn jedoch alle zwei Tage einmal gut durchschütteln. Nach zwei Monaten gießen Sie den Kräuterschnaps durch ein mit einem sauberen Tuch ausgelegtes Sieb und füllen ihn in die leere Korn- oder Obstbrandflasche und beschriften diese anschließend entsprechend.

Dieser Schnaps oder Likör ist mindestens ein Jahr haltbar und schmeckt mit der Zeit immer besser – mal davon abgesehen, dass er bei mäßigem Gebrauch so manches Zipperlein lindern kann.

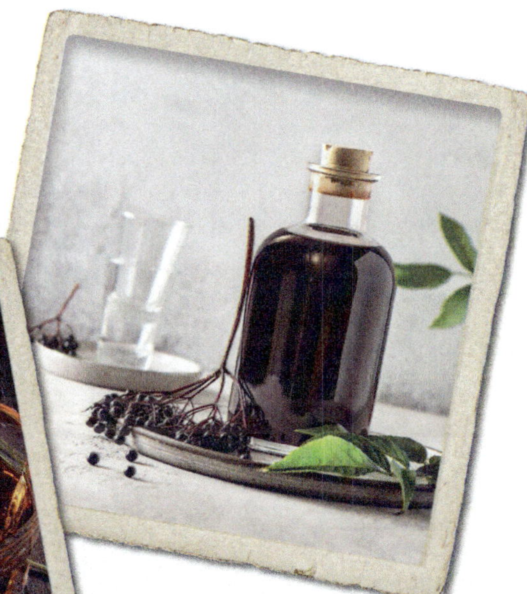

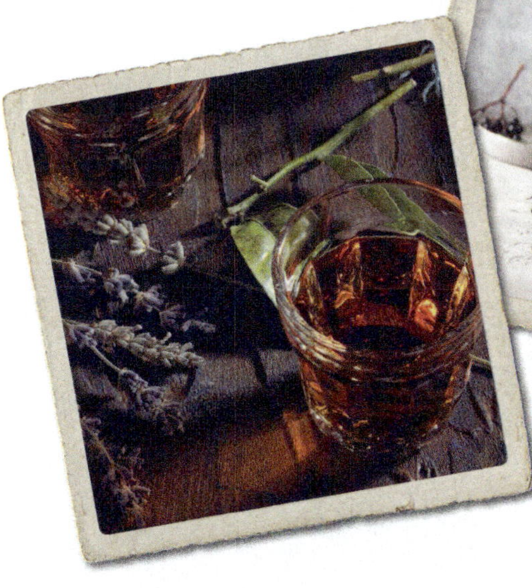

Heilkräuteressig für die innerliche und äußerliche Anwendung

Schon im Altertum war die keimtötende, konservierende und pflegende Wirkung von Essig bekannt. Zusätzlich mit unterschiedlichen Kräutern versehen, kann der Heilkräuteressig bei vielerlei Beschwerden - innerlich wie äußerlich - verwendet werden.

Für Wickeln, Kompressen, Gesichtsdampfbäder, zum Gurgeln und vieles mehr ist ein solcher Kräuteressig eine wahre Wohltat. Für einen duftenden und heilkräftigen Heilkräuteressig verwenden Sie am besten einen naturtrüben Bio-Apfelessig, der bestenfalls noch zahlreiche lebende Essigkulturen, Mineralstoffe und Spurenelemente enthält.

Um eine ausreichende Haltbarkeit zu gewährleisten, sollte der Säureanteil des Essigs mindestens 5 % betragen. Zum Ansetzen benötigen Sie wieder ein gut verschließbares Einmachglas/Bügelglas, welches Sie bis etwa zur Hälfte mit den im Rezept angegebenen getrockneten Kräutern befüllen. Danach geben Sie den Apfelessig dazu, verschließen den Kräuteressigansatz und lassen diesen für ca. vier bis sechs Wochen in oder auf einem Schrank stehen. Auch hier müssen Sie täglich kontrollieren, ob alle Pflanzenteile vom Essig bedeckt sind und den Essig täglich einmal vorsichtig durchschütteln. Nach vier bis sechs Wochen lassen Sie den Kräuteressig durch ein mit einem Tuch ausgelegten Sieb ablaufen und füllen ihn in die leere, aber saubere Essigflasche. Diese wird nun beschriftet und hält - kühl und dunkel gelagert - mindestens ein ganzes Jahr.

Kräuter-Gesichtsdampfbäder

Beim Kräuter-Gesichtsdampfbad gelangen die heilkräftigen Inhaltsstoffe durch Inhalation mit dem Wasserdampf in die Atemwege. Hierfür kommen also nur Heilpflanzen mit ätherischen Ölen infrage, deren Wirkstoffe wasserstofflöslich sind.

Selbstverständlich können Sie auch einige Tropfen ätherischen Öls hinzufügen. Aber Vorsicht: Reine ätherische Öle müssen sparsam dosiert werden und können - im Gegensatz zu den jeweiligen Kräutern - Reizungen an Schleimhäuten von Mund, Nase und Augen hervorrufen. Vor allem bei verschiedenen Erkältungssymptomen wird ein solches Gesichtsdampfbad mit den frischen oder getrockneten Heilpflanzen häufig empfohlen. Sie müssen sich jedoch keinen teuren Inhalator kaufen. Geben Sie die im Rezept angegebene Menge an Kräutern in eine hitzebeständige Schüssel und stellen Sie diese auf den Tisch. Nun übergießen Sie die Kräuter mit Wasser bis etwa vier Zentimeter unter den Schüsselrand.

Jetzt halten Sie sitzend Ihren Kopf über die Schüssel und bedecken Kopf und Schüssel mit einem großen Handtuch, damit der Dampf unter dem Handtuch nicht entweichen kann. Für den Erfolg eines solchen Dampfbades kommt es allerdings auch auf die richtige Atemtechnik bzw. Inhalation an. Atmen Sie nach Möglichkeit abwechselnd durch Nase und Mund ein und aus. Dabei atmen Sie langsam - mindestens für sieben Sekunden - ein und halten den Atem kurz an, bevor Sie wieder zügig ausatmen.

Ein Kräuter-Dampfbad sollte etwa zehn bis 15 Minuten andauern und kann bei Bedarf (natürlich mit neuen Kräutern) bis zu viermal täglich wiederholt werden. Für Kinder ist so ein Dampfbad allerdings nur bedingt geeignet. Besonders bei kleinen Kindern ist die Gefahr des Verbrennens einfach zu groß. Hier sollten Sie auf erkältungswirksame Kräuterbäder, Heilsalben- und Sirupe, Tees, Brustwickel und weitere Alternativen zurückgreifen.

Wohltuende Kräuterbäder

Für ein Kräuterbad oder auch ein Sitzbad können Sie einen Kräutersud aus den jeweiligen Pflanzen herstellen, diesen zehn Minuten bedeckt ziehen lassen und dann dem warmen Badewasser zufügen. Gern können Sie zusätzlich einige Tropfen einer passenden Kräutertinktur hinzugeben. Die Badewassertemperatur sollte jedoch nicht mehr als höchstens 38 °C betragen, da es ansonsten zu Kreislaufproblemen kommen kann. Ein Kräuterbad bei Erkältungen oder bei Einschlafproblemen sollte höchstens 15 Minuten dauern. Bei Infekten empfiehlt sich anschließend das Nachschwitzen im Bett – eingewickelt und gut zugedeckt.

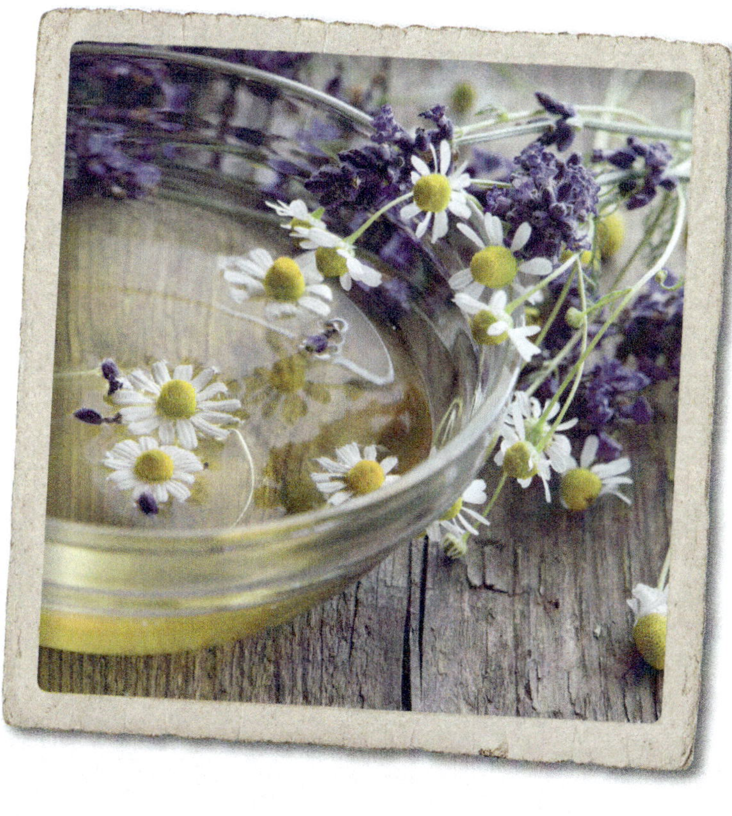

Kräuter-Fußbäder: Nicht nur für die Füße

Je nachdem, ob Sie ein ansteigendes, ein heißes oder ein kaltes Fußbad nehmen, werden Sie unterschiedliche Wirkungen verspüren. Gerade im warmen Wasser öffnen sich jedoch leichter die Poren der Haut, sodass die heilkräftigen Inhaltsstoffe der jeweiligen Pflanzen besser in den Körper gelangen und so optimal ihre gewünschte Wirkung entfalten können.

Falls im jeweiligen Rezept nicht anders angegeben, nehmen Sie für ein Fußbad mit etwa zehn Liter warmem Wasser 50 bis 70 Gramm der empfohlenen Kräuter, Blüten oder Rinden. Die Pflanzenteile übergießen Sie zuvor in einer Schüssel mit leicht kochendem Wasser, bedecken das Ganze und lassen es etwa zehn Minuten ziehen. Dann gießen Sie den Kräutersud durch ein Sieb ab und geben ihn in das warme Fußbad, welches Sie sinnvollerweise erst unmittelbar vor dem Abseihen vorbereiten. Auch hier können Sie zusätzlich einige Tropfen einer passenden Kräutertinktur hinzufügen.

Ein Kräuterfußbad dauert in der Regel höchstens 15 Minuten. Danach sollten Sie die Füße warmhalten, – entweder im warmen Bett oder im Sitzen mit dicken Socken und einer Wärmflasche unter den Füßen.

Kräuterwickel-, Säckchen-, Packungen- und Umschläge

Schon in alten Zeiten wurden viele Beschwerden mit Wickeln, Kräuterkissen- und Packungen behandelt: ob das Zwiebelsäckchen bei Ohrenschmerzen, das Kirschkernkissen, die Kartoffelpackung bei Magen-Darm-Beschwerden oder die Quarkauflage bei Halsschmerzen. Auch unterschiedliche Kräuter finden vielfach Verwendung für wohltuende Waden- und Bauchwickel oder Leberwickel- und Packungen.

Der Kräuterwickel

So ein richtiger Kräuterwickel besteht aus mindestens drei Lagen von Tüchern. Das innere Tuch darf etwas kleiner sein als die eigentlichen Wickeltücher. Es wird in einem starken Kräutersud getränkt, ausgewrungen und auf die gewünschte Stelle gelegt oder gewickelt. Schnell wird ein weiteres trockenes Tuch als Zwischenschicht über den ersten Umschlag darüber gewickelt, damit keine Wärme verloren geht. Über dieses Zwischentuch kommt nochmals ein äußerer Wickel, der das Ganze fixiert, sodass nichts verrutschen kann. Wer mag, kann auf die betreffende Region zusätzlich eine Wärmflasche legen. Dann legt sich der „Wickelpatient" ins Bett und wird ordentlich zugedeckt. Durch die feuchte Wärme wirken die Pflanzeninhaltsstoffe besonders gut.

Als Tücher eignen sich vor allem Mullwindeln und Baumwolltücher.

So ein Wickel darf ruhig einmal über Nacht draufbleiben oder wenigstens während des Mittagsschlafes. Bis zu zweimal am Tag kann so eine Packung bzw. ein Wickel zum Einsatz kommen. Genaugenommen handelt es sich bei einem umwickelten Umschlag oder einer Packung um einen Wickel, der eine mehr oder weniger große Körperregion umfasst, wobei beide nur auf eine bestimmte Körperregion gelegt werden. Umwickelt werden anschließend beide, sodass beide unter dem Begriff „Wickel" bekannt sind. Letzten Endes kommt es nicht darauf an, wie man es nennt, sondern nur, dass es seinen Zweck erfüllt.

Kräutersäckchen

Statt eines Innentuches können Sie aus einem halbierten Kopfkissenbezug aus Baumwolle auch ein wieder verwendbares Kräutersäckchen oder Kräuterkissen herstellen. Am besten versehen Sie es mit einem Klettverschluss, damit die Kräuter beim Umwickeln nicht herausquellen. Das Säckchen wird für zehn Minuten in 50 °C heißes Wasser gelegt, damit die Kräuter sich vollsaugen und aufquellen können. Dann wird das Kräutersäckchen auf die betreffende Körperstelle gelegt und umwickelt wie beim oben beschriebenen Kräuterwickel.

Auch das Kräuterkissen kann zwei- bis dreimal am Tag zum Einsatz kommen. Nach der Behandlung muss das Kräutersäckchen vorsichtig und sorgfältig im Ofen oder auf der Heizung getrocknet werden, damit die Kräuter nicht schimmeln. Spätestens nach der vierten Behandlung müssen die Kräuter jedoch entsorgt und das Kissen gewaschen werden.

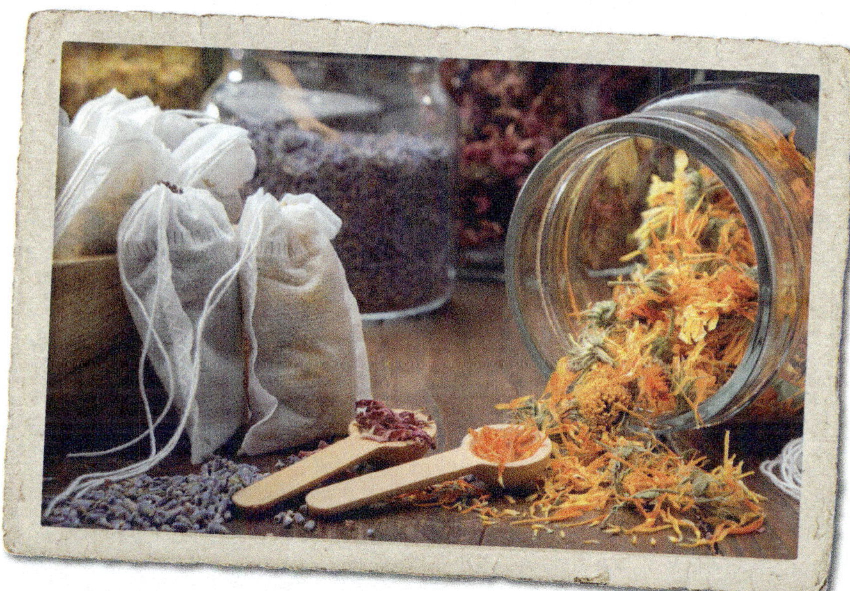

Rezeptsammlung gegen die häufigsten Beschwerden

Natürlich sollten Sie bei schwereren Erkrankungen oder erstmalig auftretenden Beschwerden unklarer Herkunft Ihren Hausarzt zurate ziehen. Dennoch können Sie sich bei den am häufigsten vorkommenden Beschwerden aus Ihrer kleinen Kräuter-Hausapotheke bedienen.

Oftmals erübrigt sich dann der Kauf so manches Mittels aus der Apotheke.

Doch auch während einer schulmedizinischen Behandlung können Sie den behandelnden Arzt fragen, ob Sie diese mit Ihren selbst gemachten Tees, Tinkturen etc. ergänzen und unterstützen dürfen und ob eine Wechselwirkung ausgeschlossen werden kann.

In diesem Kapitel geht es also um die gängigsten Beschwerden und Anwendungsgebiete, die sich für eine Eigenbehandlung selbst gemachter Kräuterprodukte eignen.

Akne

Bei Akne handelt es sich um eine – manchmal hormonell bedingte – übermäßige Talgproduktion der Talgdrüsen. Dadurch kommt es zur Verstopfung der Poren und bei unsachgemäßer Behandlung (dem berühmten Ausdrücken) mitunter auch zu bakteriellen Infektionen.

Was kann helfen?

KAMILLE-, SCHAFGARBE- ODER SALBEI-GESICHTSDAMPFBAD

Um die verstopften Poren zu öffnen, damit der Talg besser abfließen kann, empfiehlt sich ein Kamille-Gesichtsdampfbad, welches gleichzeitig auch antientzündlich und hautberuhigend wirkt.

Waschen Sie Ihr Gesicht sorgfältig, bevor Sie ein Gesichtsdampfbad machen.
Geben Sie vier Esslöffel Kamillenblüten, Schafgarbe oder Salbeiblätter in eine hitzebeständige Schüssel und etwa einen Liter kochendes Wasser dazu. Verfahren Sie nun wie in der Beschreibung für Kräuter-Gesichtsdampfbäder angegeben.

Nach der Kräuter-Gesichtsdampfbadanwendung lassen Sie die Haut in Ruhe nachschwitzen und ausruhen. Nach ca. einer Stunde waschen Sie die Haut nochmals mit kaltem Wasser ab und cremen Sie sie dünn mit einer Ringelblumensalbe aus einem Ringelblumenölauszug ein. (Herstellung wie im vorherigen Kapitel unter der Beschreibung für Salben angegeben)

KRÄUTERESSIG-GESICHTSWASSER

Hierfür eignen sich vor allem entzündungshemmende Kräuter wie Basilikum, Bohnenkraut, Ringelblumen, Kamille, Lavendel, Brennnessel, Gundermann, Johanniskraut, Gänseblümchen oder Salbei.

Setzen Sie – wie im vorigen Kapitel beschrieben, – einen Heilkräuteressig mit dem gewählten Heilkraut an. Es dürfen auch mehrere Kräuter zusammen angesetzt werden.
Stellen Sie sich eine Mischung aus 25 Milliliter Kräuteressig und 70 Milliliter abgekochtem Wasser her, die Sie einem sauberen, verschließbaren Glas im Kühlschrank aufbewahren.

Mehrmals täglich tupfen Sie Ihr Gesicht oder die betroffenen Stellen mit einem in dieser Mischung getränkten Wattebausch ab.

KRÄUTERAUFLAGEN (KOMPRESSEN)

Bereiten Sie einen starken Sud (etwa eine Handvoll Kräuter bzw. Blüten auf einen viertel Liter kochendes Wasser) aus den passenden Kräutern (Ringelblumen, Basilikum, Kamille, Lavendel, Brennnessel, Salbei, Johanniskraut oder Gundermann) zu und lassen Sie diesen 15 Minuten ziehen. Nach dem Abseihen tauchen Sie ein saugfähiges Tuch (beispielsweise eine Mullwindel) in den Sud, wringen das Tuch leicht aus und legen es für einige Minuten auf das zuvor gereinigte Gesicht. Diesen Vorgang sollten Sie mehrmals hintereinander wiederholen, bis das Wasser erkaltet ist.

Insektenstiche

Es gibt die unterschiedlichsten Insekten und daher auch verschieden wirkende Insektengifte. Während einige Stiche wie die der herkömmlichen Mücken meist nur kleine, juckende Quaddeln hervorrufen, können Stiche von Bienen, Wespen oder Hummeln größere, recht schmerzhafte Schwellungen zur Folge haben. Dies ist eine natürliche Reaktion Ihres Körpers bzw. dessen Abwehrsystems auf das jeweilige Gift, welches durch den Stich in Ihren Organismus gelangt ist.

Bei einer Allergie gegen ein bestimmtes Insektengift gehört ein solcher Stich jedoch durch einen Arzt behandelt und für den Notfall werden Sie vermutlich ein entsprechendes Antiallergikum zu Hause haben.

Sofern Sie jedoch keine Allergie gegen bestimmte Insektengifte entwickelt haben, lassen sich Insektenstiche hervorragend mit Mitteln aus Ihrer Kräuter-Hausapotheke behandeln.

Was kann helfen?

AUFLAGEN MIT BASILIKUM-, BOHNENKRAUT-, GIERSCH- ODER GÄNSEBLÜMCHENTEE

Kochen Sie aus einem dieser Kräuter einen starken Tee (ein bis zwei Esslöffel auf eine Tasse Wasser) und tränken Sie darin ein Mulltuch. Wringen Sie dieses nur so viel wie nötig aus und legen Sie es auf den Insektenstich. Nun umwickeln Sie das Tuch nach Möglichkeit mit einem zweiten, trockenen Tuch. Sie können diese Kräuterauflage bis zu Besserung mehrfach erneuern.

SPITZWEGERICH- ODER GIERSCHTINKTUR

Eine Tinktur (wie im vorigen Kapitel beschrieben) aus Spitzwegerich oder Giersch ist zur Linderung von Schwellung, Juckreiz und Schmerzen aufgrund eines Insektenstiches ebenfalls empfehlenswert.

Hierfür betupfen Sie den Stich bis zur Besserung mehrfach mit der jeweiligen Tinktur. Sie können aber auch – je nachdem, wo sich der Stich befindet, – einen Tupfer mit der Tinktur durchtränken, diesen auf die Einstichstelle legen und dann das Ganze mit einem Tuch oder Verband verbinden (wie bei der Tee-Auflage).

SPITZWEGERICH-, GIERSCH- ODER BASILIKUM-FRISCHPFLANZENSAFT

Sollten Sie frische Basilikum-, Giersch- oder Spitzwegerichblätter zur Hand haben, können Sie einige Blätter mit der Hand zerreiben, bis der Pflanzensaft austritt. Träufeln Sie einige Tropfen des Saftes auf den Stich und drücken Sie anschließend am besten noch die Blätter darauf, die Sie – wenn möglich – mit einem Mulltuch oder großem Pflaster fixieren.

Extratipp: Bei Insektenstichen, die „nur" jucken, können Sie auch einige zerdrückte Pfefferminzblätter, selbst zubereitetes, mazeriertes Pfefferminzöl, Pfefferminzsalbe oder verdünnte Pfefferminztinktur auf den Stich geben.

Verbrennungen, Verbrühungen und Sonnenbrand

Ganz klar: Verbrennungen vom Typ Grad 2 und Grad 3 müssen unbedingt und unmittelbar von einem Arzt behandelt werden. Sofern es sich jedoch bei den Verbrennungen um leichte Hautverletzungen (Typ 1) handelt, können alle drei oben genannten Beschwerden zu Hause mit den gleichen Heilpflanzen behandelt werden.

Was kann helfen?

KALTE UMSCHLÄGE MIT KRÄUTERTEE

Bei Verbrennungen, Verbrühungen oder Sonnenbrand mit Blasenbildung können Sie einen starken Tee aus Kamille, Johanniskraut, Ringelblume oder Lavendel zubereiten (zwei Esslöffel Heilkraut auf eine Tasse Tee). Diesen lassen Sie vor dem Abseihen 15 Minuten lang ziehen und möglichst gut abkühlen. Nun durchtränken Sie ein sauberes Tuch oder eine Kompresse mit dem Tee, legen Tuch oder Kompresse auf die betreffende Stelle und geben ein trockenes Tuch darauf. Lassen Sie den Umschlag eine Viertelstunde einwirken, bevor Sie ihn erneuern. Nach drei Durchgängen sollten Sie die Haut ausruhen lassen.

HEILSALBE AUFTRAGEN

Eine Heilsalbe – wie im vorigen Kapitel beschrieben – können Sie zusätzlich einmal täglich auftragen, sofern die Hautblase geschlossen ist.

Hier kommen ebenfalls Salben aus Kamille, Ringelblume, Johanniskraut oder Lavendel infrage. Diese helfen generell auch bei schlechter Wundheilung sowie trockener, rissiger und zu Entzündung neigender Haut.

VERBAND MIT JOHANNISKRAUTÖL

Sofern Sie einen Ölauszug aus Johanniskraut vorrätig haben, können Sie 10 ml davon mit 60 bis 80 ml Oliven- oder Sonnenblumenöl mischen und ein sauberes Tuch in diese Mischung tunken. Wringen Sie das Tuch ein wenig aus, legen Sie es dann auf den betreffenden Hautbereich und geben Sie ein weiteres trockenes Tuch darüber. Diesen Verband können Sie bis zu sechs bis sieben Stunden dort lassen, sofern Sie ihn irgendwie fixieren können, damit ihre Kleider nicht mit dem rötlichen Johanniskrautöl in Kontakt kommen.

Warzen

Heute geht man davon aus, dass es sich bei Warzen um meist harmlose Hautwucherungen handelt, die durch unterschiedliche Formen des Papilloma-Virus hervorgerufen werden. Nicht selten verschwinden die verschiedenen Warzenarten von alleine wieder. Da es sich jedoch um eine virusbedingte Erscheinung handelt, besteht natürlich immer eine gewisse Ansteckungsgefahr. Um sicherzugehen, dass es sich bei einer Warze um eine harmlose Variante handelt, sollten Sie bei sehr hartnäckigen Warzen den Arzt konsultieren. Denn manchmal, - wenn auch eher selten, - entpuppt sich eine harmlos aussehende Warze hinterher als bösartige Geschwulst, bei dessen Entstehung ebenfalls einige Warzen-Viren beteiligt sein können.

Harmlose Warzen können Sie jedoch auch mit Ihren Hausmitteln behandeln, bevor Sie gleich ans Wegbrennen oder Vereisen denken. Denn diese Behandlungsweisen behandeln nur die äußerlich sichtbaren Symptome. Dabei gilt es, in erster Linie Ihr Immunsystem zu stärken, damit es den Warzen-Viren etwas entgegensetzen kann.

Was kann helfen?

KRÄUTERTINKTUR-AUFLAGEN (KOMPRESSEN)

Betupfen Sie die Warze mithilfe eines Wattebauschs mehrmals täglich mit einigen Tropfen einer Tinktur (siehe Tinktur-Herstellung) aus Kapuzinerkresse, Ringelblume oder Basilikum.

KRÄUTERESSIG

Das Betupfen mit einem Ringelblumen-Kräuteressig aus Apfelessig, - welchem Sie (nur für diese äußerliche Anwendung) eins, zwei Tropfen eines ätherischen Thujaöls aus der Apotheke beifügen, kann Warzen ebenfalls erfolgreich bekämpfen.

Auch ein in diesem Essig getränkter Tupfer, den Sie mit einem Pflaster auf der Warze befestigen, kann helfen, die Warze loszuwerden.

TINKTUR ODER FRISCHPFLANZENSAFT ZUR EINNAHME

Alles, was das Immunsystem stärkt, hilft Ihnen auch im Kampf gegen die Warze(n), die ja lediglich Ausdruck eines viralen Geschehens ist.

Neben einer vollwertigen, pflanzenbasierten Ernährung sowie ausreichend Schlaf und Bewegung an frischer Luft, können Sie sich mit Frischpflanzensäften aus Brennnessel, Kapuzinerkresse und Basilikum etwas Gutes tun.

Falls Ihnen keine frischen Pflanzen zur Verfügung stehen, können Sie auch dreimal täglich jeweils zehn Tropfen einer Kapuzinerkressetinktur aus den Blättern und Blüten der Kapuzinerkresse zu sich nehmen. Die Anleitung zur Herstellung einer Kräutertinktur finden Sie im vorherigen Kapitel.

Herpes

Beim Lippen- oder Genitalherpes handelt es sich um eine Viruserkrankung. Das auslösende Virus ist das Herpes-simplex-Virus vom Typ 1. Das Virus schlummert bei etwa 80 % der Erwachsenen in den Nervenzellen des Körpers und vermehrt sich gern, wenn das Immunsystem des Betroffenen ohnehin schon angeschlagen ist. Fieberhafte Erkältungen, Stress und Schlafmangel begünstigen also seinen Ausbruch, wenn es bereits im Körper vorhanden ist.

Bei einer Herpeserkrankung kommt es an Lippe oder Genitalien zu kleinen, flüssigkeitsgefüllten Bläschen, die anfangs jucken, später eher brennen, sich öffnen und dann im Laufe der Zeit verkrusten und abheilen.

Alles, was das Immunsystem stärkt, kann also einen Ausbruch verzögern oder gar verhindern und die Heilung nach einem Ausbruch begünstigen.

Was kann helfen?

TINKTUREN FÜR DIE ÄUSSERLICHE UND INNERLICHE ANWENDUNG

Das wohl erprobteste Heilkraut gegen die Vermehrung dieser Viren ist die Melisse.

Betupfen Sie die noch geschlossenen Bläschen mehrmals täglich mit einer Melissentinktur. Die Herstellung einer Kräutertinktur ist im vorherigen Kapitel beschrieben.

Daneben nehmen Sie dreimal täglich zehn bis 15 Tropfen der gleichen Tinktur (auf ein Stück Zucker oder pur) zu sich.

MELISSENSALBE

Stellen Sie aus Ihrem selbst gemachten Melissenöl und etwas Bienen- oder Jojobawachs eine Salbe her. Beide Herstellungsweisen finden Sie im vorherigen Kapitel.

Wenn Sie kein fertiges Melissenöl haben, sich die ersten Herpesbläschen aber schon bemerkbar machen, ist es zu spät für das Ansetzen eines Ölauszuges. Dann müssen Sie anders vorgehen:

Variante 1: Nehmen Sie eines Ihrer Ölauszüge – vorzugsweise Kamille oder Ringelblume – und stellen Sie damit eine Salbe her. Während des Erkaltens und Umrührens fügen Sie der Salbe 5 Tropfen Ihrer Melissentinktur hinzu.

Mit dieser Salbe bestreichen Sie mehrmals täglich Ihre Lippen.

Variante 2: Sollten Sie auch keine fertige Melissentinktur mehr im Haus haben und keine kaufen wollen, dann geben Sie eine Handvoll getrocknete Melissenblätter in einen Topf mit Öl und pürieren Sie das Gemisch mit dem Pürierstab. Bringen Sie das Öl kurz zum Kochen und lassen es dann bei etwas niedriger Temperatur für eine halbe Stunde sieden. Nach dem Erkalten filtern Sie das Gemisch durch ein Sieb und danach nochmals durch ein sauberes Tuch. Aus dem so gewonnenen Melissenöl bereiten Sie (wie im vorherigen Kapitel beschrieben) dann eine Melissensalbe zu, die Sie ebenfalls mehrmals täglich verwenden.

Einschlafprobleme und Unruhezustände

Der Schlaf-Wach-Rhythmus wird maßgeblich über die Zirbeldrüse beeinflusst, die für die Ausschüttung des Schlafhormons Melatonin verantwortlich ist. Je mehr Licht auf die Netzhaut des Auges fällt, desto weniger Melatonin wird ausgeschüttet. Daher sollten Sie nach Möglichkeit schon eine Stunde vor dem Zubettgehen weder Smartphone noch PC oder Fernseher anschalten und bei gemütlichem Schlummerlicht eine Tasse Kräutertee trinken. Welche Kräuter hier helfen können, erfahren Sie im Folgenden.

KRÄUTERTEES ZUM ENTSPANNEN UND ALS EINSCHLAFHILFE

Die erste Wahl bei Einschlafproblemen, die auch mit inneren Unruhezuständen einhergehen können, sind Tees aus Basilikum, Melisse, Lavendel und/oder Johanniskraut.

Im Sommer sollten Sie lieber auf Melisse und Lavendel zurückgreifen, da Johanniskraut die Lichtempfindlichkeit der Haut sehr erhöht.

Mit ein bis zwei Tassen am Abend können Sie ein schönes Tee-Ritual gestalten. Mit der Zeit wird sich auch Ihr Unterbewusstsein daran gewöhnen und weiß dann, dass es nun Schlafenszeit ist.

Geben Sie einen Esslöffel Ihres Heilkrautes auf einen siedend heißen Viertelliter Wasser und lassen Sie den Tee zehn Minuten mit einer Untertasse bedeckt ziehen. Trinken Sie ihn schluckweise und nicht als Durstlöscher.

Bei Unruhezuständen können Sie zusätzlich bereits am Morgen ein Tässchen Ihres Kräutertees trinken.

EIN ENTSPANNENDES KRÄUTERÖLBAD

Ein Entspannungsbad in Ihrem Melissen- oder Lavendelöl entfaltet besonders zur Schlafenszeit ebenfalls seine beruhigenden und entspannenden Eigenschaften.

Baden Sie aber nicht zu heiß und nicht zu lang, sondern höchstens 15 Minuten. Danach sollten Sie auf das kalte Abduschen verzichten, sonst sind Sie wieder fit und munter. Für ein entspannendes Kräuterbad mit einem Ölauszug können Sie in dieses zusätzlich einige Tropfen des jeweils passenden ätherischen Öles hineingeben.

Nehmen Sie beispielsweise auf ein Vollbad eine halbe Tasse Lavendel-Ölauszug und vermischen Sie diesen in der Tasse mit zehn Tropfen ätherischem Lavendelöl. Sie können stattdessen aber auch Ihr Melissenöl mit den ätherischen Lavendelöltropfen vermengen und diese ins warme Badewasser geben.

Tipp: Bedecken Sie Ihre Haare mit einem Handtuch und tauchen Sie nicht mit dem Kopf unter Wasser, damit Sie später keinen Ölfilm auf den Haaren haben. Es ist überdies ratsam, wenn Sie einen Schuss Milch, Honig oder Sahne als natürlichen Emulgator mit ins Badewasser geben, da das Öl nicht wasserlöslich ist und sonst wie ein Film auf dem Wasser schwimmt. Als pflanzliche Alternative können Sie im Internet oder der Apotheke auch Lysolecithin kaufen und nach Gebrauchsanweisung als Emulgator verwenden.

EIN LIKÖRCHEN IN EHREN

Zur Entspannung dürfen Sie – solange gesundheitlich nichts dagegenspricht – abends auch ein Schnapsgläschen mit Melissenlikör zu sich nehmen.

Die Herstellung eines einschlaffördernden und entspannenden Melissenlikörs ist denkbar einfach: Sie nehmen ein Bügelglas, füllen es bis etwa zur Hälfte mit Melissenblättern, geben einige Scheiben einer gut gewaschenen Bio-Zitrone (mit Schale) hinzu, bedecken alles mit weißem Kandiszucker und füllen das Glas mit einem möglichst hochprozentigen Korn auf. Schütteln Sie den Ansatz täglich und seihen Sie ihn nach sechs bis acht Wochen ab.

Dieser feine Likör mundet nicht nur hervorragend, sondern wirkt sich auch entspannend und schlaffördernd aus.

Kopfschmerzen

Kopfschmerzen können zwar auch bei Erkältungen vorkommen, diese haben dann jedoch einen anderen Charakter als herkömmliche Kopfschmerzen und verschwinden meist auch mit den allgemeinen Erkältungssymptomen. Typische Spannungskopfschmerzen, aber auch Migräne-Attacken sprechen meist auf einige der folgenden Heilkräuter an, während die echten Clusterkopfschmerzen nicht einmal auf Paracetamol oder Ibuprofen reagieren. Hier muss den phasenweise auftretenden Attacken mit einem entsprechenden Lebensstil vorgebeugt werden. Ansonsten kommen starke Migränemittel zum Einsatz, die subkutan gespritzt werden.

Wer jedoch unter den häufig vorkommenden Spannungskopfschmerzen leidet, wird in seiner hauseigenen Kräuterapotheke gewiss fündig.

Was kann helfen?

ENTSPANNENDE KRÄUTERTEES

Tees aus Basilikum, Johanniskraut, Lavendel, Pfefferminze und Melisse wirken besonders entspannend und beruhigend und können daher auch bei Spannungskopfschmerzen hilfreich sein.

Holen Sie sich zusätzlich noch etwas schmerzstillende Weidenrinde aus der Apotheke, kochen Sie sich – wie im Kapitel über die jeweilige Zubereitung beschrieben – einen Weidenrindentee und mischen Sie diesen 1:1 mit dem Kräutertee.

Trinken Sie bei Bedarf bis zu fünf Tassen täglich und legen Sie sich in einem abgedunkelten Raum hin, wann immer Sie können.

KOMPRESSEN MIT DER TINKTUR AUS LAVENDEL, PFEFFERMINZE UND/ODER MELISSE

Auch eine Tinktur aus Lavendel, Pfefferminze oder Melisse kann bei Kopfschmerzen helfen.

Von dieser werden zehn Tropfen auf ein nasses, aber gekühltes Tuch gegeben und dieses auf den Kopf gelegt. Noch besser wirken hier allerdings die reinen ätherischen Öle von Lavendel, Pfefferminze und Melisse. Diese sind zwar auch in der Tinktur enthalten, doch natürlich stark verdünnt. Reine ätherische Öle lassen sich nur mit entsprechender Gerätschaft destillieren, weshalb Sie hier auf die gekauften ätherischen Öle aus der Apotheke zurückgreifen sollten.

Schnupfen

Schnupfen ist nicht gleich Schnupfen, denn es kommen im Allgemeinen drei unterschiedliche Stadien eines Schnupfens vor:

Zuallererst macht sich ein im Kommen begrifflicher Schnupfen durch eine eher trockene Nasenschleimhaut bemerkbar, wobei sich meist ein unangenehmes Druckgefühl im Kopf dazugesellt. Als Nächstes kommt dann das sogenannte katarrhalische Stadium, welches durch reichlich fließende, wässrige Sekretabsonderungen auffällt. Ab und zu kann es durch die geschwollenen Schleimhäute und ein eher festeres Sekret auch zu einer verstopften Nase kommen, was bereits auf das dritte Stadium hindeutet.

Gesellen sich auf den vormals viral bedingten Schnupfen auch noch Bakterien hinzu, kann es unter anderem zu einer Nasenneben- und Stirnhöhlenentzündung kommen.

Was kann helfen?

KAMILLE-GESICHTSDAMPFBAD

Gleich bei den ersten Anzeichen eines drohenden Schnupfens können Sie dafür sorgen, dass Ihre Schleimhäute nicht austrocknen. Mit einem Kamille-Gesichtsdampfbad wie im vorherigen Kapitel beschrieben, beugen Sie einem Austrocknen der Schleimhäute angemessen vor.

KRÄUTERTEES ZUR INNERLICHEN UNTERSTÜTZUNG

Unabhängig vom Stadium des Schnupfens sollten Sie täglich drei bis fünf Tassen Holunderblütentee zu sich nehmen. Nach dem Trinken heißt es: im Bett nachschwitzen. Denn Holunderblütentee wirkt ähnlich schweißtreibend wie der bekannte Lindenblütentee. So manche drohende Erkältung kann dadurch schon recht früh im Keim erstickt werden.
Holunderbeerensaft

Einen Saft aus Holunderbeeren können Sie frühzeitig im Herbst herstellen, damit Sie ihn rechtzeitig vor dem Winter im Haus haben.

Für einen halben Liter Saft benötigen Sie

- *800 Gramm Holunderbeeren,*
- *wahlweise eine in Scheiben geschnittene Zitrone oder den Saft einer Zitrone,*
- *400 Milliliter Wasser und*
- *80 Gramm Zucker*

1. *Waschen Sie die Beeren-Dolden und streifen Sie die einzelnen Beeren mit einer Gabel ab. Sortieren Sie unreife oder beschädigte Beeren dabei aus.*
2. *Die Beeren geben Sie mit dem Wasser, den Zitronenscheiben (oder dem Zitronensaft) und dem Zucker in einen Kochtopf.*

3. *Nun lassen Sie das Ganze bei geschlossenem Deckel etwa 25 Minuten lang köcheln.*
4. *Danach seihen Sie den Saft durch ein Sieb (mit einem sauberen Tuch ausgelegt)* ab und drücken das Tuch mit den Resten ordentlich aus.
5. *Den aufgefangenen Saft lassen Sie nun nochmals kurz aufkochen und füllen ihn in sterilisierte, noch warme Bügelflaschen.*

Achtung: Wenn Sie den heißen Saft in kalte Flaschen füllen, können diese Ihnen platzen.

6. *Sofort nach dem Einfüllen verschließen Sie die Bügelflaschen. Der fertige Saft sollte kühl und dunkel stehen und bei sauberer Arbeitsweise – ohne nochmaliges Einkochen – mindestens ein Jahr haltbar sein.*

Wenn Sie sich bezüglich der Haltbarkeit jedoch unsicher sind, können Sie den Saft nochmals für eine halbe Stunde bei 90 °C im Wasserbad zusätzlich einkochen.

Bei Bedarf trinken Sie jede Stunde ein Schnapsgläschen Holundersaft, den Sie zuvor gerne leicht erwärmen und mit etwas Honig anreichern können.

Halsschmerzen

Wenn der Rachen von typischen Erkältungsviren befallen wird, aber auch durch trockene Heizungsluft im Winter, kommt es meist zu Entzündungen der Rachenschleimhaut und so zu Halsschmerzen, die vor allem beim Schlucken Beschwerden machen. Am besten agieren Sie möglichst früh mit entsprechenden Gegenmaßnahmen, damit sich nicht noch eine bakterielle Zweitinfektion hinzugesellt, welcher dann die meisten Ärzte mit Antibiotika auf den Leib rücken.

Was kann helfen?

TEE AUS KAMILLE, SALBEI UND GUNDERMANN

Nun ist es besonders wichtig, die Schleimhäute dauerhaft feucht zu halten. Das heißt also: Trinken, trinken, trinken ...

Zusätzlich zu Wasser eignen sich am besten Tees aus entzündungshemmenden Kräutern. Neben Salbei, der sich ebenfalls hervorragend als „Halsweh-Kraut" bewährt hat, sind vor allem wieder die Kamille, aber auch der Gundermann zu nennen. Trinken Sie mehrmals täglich eine Tasse Tee aus einem dieser Kräuter und sorgen Sie für eine etwas höhere Luftfeuchtigkeit im Schlafraum.

GURGELN MIT TEE

Sobald Sie ein erstes Kratzen im Hals verspüren, sollen Sie täglich mehrmals mit Tee gurgeln.

Auch hierfür eignen sich Kamille, Salbei, Bohnenkraut und Gundermann hervorragend. Spülen Sie nach dem Gurgeln den Mund nicht aus! Denn so können die Pflanzenwirkstoffe auch noch längere Zeit im Mund- und Rachenraum nachwirken.

GURGELN MIT KAPUZINERKRESSE-TINKTUR

Eine Tinktur aus der frischen Kapuzinerkresse - nach der Anleitung für Tinkturen aus dem vorigen Kapitel hergestellt, - entfaltet seine antiviralen Heilkräfte ebenfalls beim Gurgeln. Sie kann aber auch zusätzlich tropfenweise eingenommen werden. Zum Gurgeln nehmen Sie 20 Tropfen der Tinktur auf eine halbe Tasse Wasser.

Die Tinktur kann, innerlich eingenommen, zusätzlich eine immunstärkende Wirkung entfalten. Hierfür nehmen Sie dreimal täglich fünf bis zehn Tropfen der Tinktur ein.

Husten

Im Grunde handelt es sich bei Husten um einen sinnvollen Reflex, mit welchem die Atemwege von Fremdkörpern befreit werden sollen. Auch bei einem absteigenden Infekt kommt es daher meist zu Reizhusten oder einer Bronchitis mit mehr oder weniger produktivem Husten. Während der Husten anfangs eher trocken und damit besonders schmerzhaft sein kann, wird er mit der Zeit produktiver. Das heißt, dass sich der Schleim nach und nach löst und durch den Husten nach draußen befördert wird. Auch hier kann es nach einiger Zeit jedoch zusätzlich zu einer bakteriellen Besiedelung kommen. Diese zeigt sich in der meist gelb-grünlichen Färbung des Auswurfs und sollte ärztlich abgeklärt werden.

Was kann helfen?

TEES AUS FOLGENDEN HEILKRÄUTERN

Trinken Sie mehrfach Tees aus Basilikum, Holunderblüten, Gundermann, Kamille, Pfefferminze und Spitzwegerich.

Dazwischen sollten Sie ebenfalls reichlich Wasser trinken, damit der teils zähe, festsitzende Schleim verdünnt wird und sich besser lösen kann.

KRÄUTER-GESICHTSDAMPFBÄDER

Nicht nur bei festsitzendem Schnupfen und Nebenhöhlenentzündungen entfalten Kräuter-Gesichtsdampfbäder ihre schleimlösende Wirkung. Auch bei festsitzendem Husten können Kräuter-Gesichtsdampfbäder helfen. Hierfür eignet sich vor allem wieder einmal die Kamille am besten.

FICHTENNADELSPIRITUS- UND SIRUP

Das Einreiben der Brust mit einem selbst gemachten Fichtennadel-Spiritus aus den jungen Maiwipfeln kann ebenso Erleichterung bringen. Diesen stellen Sie wie einen Likör her (Rezept im vorigen Kapitel), lassen jedoch natürlich den Zucker weg.

Ein Sirup aus Maiwipfeln, Pfefferminze, Giersch oder Spitzwegerich kann - mehrfach täglich löffelweise eingenommen - zusätzlich dabei helfen, den festsitzenden Schleim zu lösen.

Fiebrige Erkältungen

Fieber sollte man niemals voreilig mit Fiebermitteln bekämpfen. Denn Fieber ist eine erstklassige Methode der Immunabwehr, die Vermehrung der Viren und teilweise sogar der Bakterien zu hemmen. Erst ab etwa 39,5 °C (rektal gemessen) wird Fieber auch für einen ansonsten gesunden Erwachsenen gefährlich, da es den Organismus dann sehr belastet. Kleinkinder dagegen sollte man sorgfältig beobachten, da diese eher zu Fieberkrämpfen neigen als Erwachsene. Hier können Sie hohem Fieber schon früher mit Wadenwickeln und anderen Maßnahmen entgegenwirken.

Was kann helfen?

KRÄUTERTEES AUS HOLUNDERBLÜTEN

Ein Tee aus Holunderblüten wirkt schweißtreibend und sollte die erste Wahl bei fieberhaften Erkältungen sein. Der Tee sollte am besten mehrmals täglich im Bett getrunken werden. Wenn Sie außerdem fieberbedingt unter Gliederschmerzen leiden, können Sie Ihrem Holunderblütentee etwas Weidenrinde aus der Apotheke beifügen. Allerdings müssen Sie Holunderblüten und Weidenrinde vorerst getrennt voneinander zubereiten und erst unmittelbar vor dem Trinken zusammengeben, da die Weidenrinde eine Mindestziehzeit von 20 Minuten hat, bevor die Inhaltsstoffe auch wirklich ausreichend in das Teewasser übergegangen sind.

Ein Teelöffel klein geschnittener Weidenrinde reicht für ein bis zwei Tassen aus.

Die Holunderblüten müssen Sie lediglich fünf Minuten ziehen lassen. Hier genügen ein bis zwei Teelöffel oder eine ganze, getrocknete Dolde pro Tasse. Wenn Sie beide Tees abgeseiht und miteinander vermengt haben, sollte der Tee möglichst bald getrunken werden, damit er nicht zu sehr abkühlt. Bei sehr hohem Fieber ist das schluckweise Trinken von Wasser besser. Daneben können Wadenwickel (nachfolgend beschrieben) helfen, das Fieber zu kontrollieren.

WADENWICKEL

Wadenwickel sind ein probates Mittel bei sehr hohem Fieber jedoch nur, wenn auch die Unterschenkel wirklich glühen. So manch ein Kranker hat nämlich selbst während des Fiebers kalte Füße oder friert. In diesem Fall sollten Sie auf Wadenwickel verzichten.

Sie können Wadenwickel entweder nur mit lauwarmem Wasser machen oder ein Kräuteressig-Wasser-Gemisch dafür nehmen. Für letzteres eignet sich vor allem ein duftender Lavendel-Pfefferminzessig, der sich zudem leicht beruhigend auf das fiebrige Gemüt auswirkt.

Für die Wadenwickel nehmen Sie am besten zwei saubere Baumwolltücher und tunken diese in eine Schüssel mit 1:1 mit Wasser verdünntem Kräuteressig. Wringen Sie die Tücher nur leicht aus und wickeln Sie sie eng (möglichst faltenfrei) jeweils um einen Unterschenkel. Nun wickeln Sie um jedes Bein nochmals ein trockenes Tuch. Zum Schluss befestigen Sie ein weiteres, trockenes Tuch um jede Wade. Der fiebrige Körper gibt so nach und nach seine überschüssige Hitze an die feucht-lauwarmen Tücher ab.

Kontrollieren Sie daher nach spätestens 15 Minuten, ob sich die Wickel bereits warm anfühlen. Ist dies der Fall, sollten Sie die Wickel erneuern. Nach drei Durchgängen sollten Sie nochmals Fieber messen, um den Erfolg der Wadenwickel zu kontrollieren. Danach braucht der Fieberkranke erst einmal eine Pause, die er zum Trinken oder Schlafen nutzen sollte.

WARMER HOLUNDERSAFT

Erwärmen Sie ein Glas mit Holundersaft und vermischen Sie ihn mit dem Saft einer Zitrone. Holundersaft- oder Extrakt soll Studien zufolge antivirale Eigenschaften besitzen. Trinken Sie bei fieberhaften Erkältungen mehrfach täglich ein Schnapsgläschen voll dieses natürlichen Virenkillers.

Extra-Tipp: Sie können sich auch zusätzlich eine Echinacea-Kraut- und Wurzeltinktur aus der Apotheke besorgen und einen halben Teelöffel davon in den leicht erwärmten Holunder-Zitronensaft geben.

Entzündungen des Mundraums/ Zahnfleischentzündungen/Aphten

Entzündungen im Mundraum sind nicht nur schmerzhaft, sondern können auch die gesamte Verdauung beeinflussen. Denn diese fängt bereits im Mundraum an. Hier wird die Nahrung zerkleinert, eingespeichelt und enzymatisch zum Teil „vorverdaut".

Bei einer schmerzhaften Entzündung werden Sie Ihre Nahrung vermutlich weniger gut kauen und einspeicheln, sodass Magen und Darm vermehrte und auch unübliche Arbeiten leisten müssen. So kann also eine Zahnfleischentzündung oder Mundschleimhautentzündung in der Folge auch zu Völlegefühl, Blähungen, unvollständiger Verdauung und anderen Beschwerden des Magen-Darm-Traktes führen. Daher ist es ratsam, möglichst früh mit der Behandlung gegen eine Entzündung im Mundraum zu beginnen.

Was kann helfen?

MUNDSPÜLUNGEN MIT KRÄUTERTEES

Bei Entzündungen des Mundraumes haben sich unter anderem Mundspülungen mit starken Kräuteraufgüssen bewährt. Hierfür setzen Sie einen etwas stärkeren Tee (zwei Teelöffel auf eine Tasse kochenden Wassers) an, lassen diesen fünf bis zehn Minuten ziehen und seihen ihn dann ab. Mit diesem Aufguss spülen Sie schluckweise dann Ihren Mund aus, wobei Sie jeden Schluck für mindestens 30 Sekunden im Mund hin- und herschwenken.

Spülen Sie den Mund auf diese Weise mehrfach täglich aus. Es lohnt sich, eine Thermoskanne mit dem Tee vorzubereiten, damit Sie nicht jedes Mal einen neuen Tee ansetzen müssen.

Ist der Rachen mit betroffen, können Sie zusätzlich mit dem Tee gurgeln, aber ebenfalls mindestens für 30 Sekunden je Schluck.

Als Kräuter für die Mundspülung sind vor allem die Ringelblume, die Kamille, der Salbei und der Gundermann geeignet.

MUNDSPÜLUNGEN MIT VERDÜNNTEN TINKTUREN

Sie können aber auch statt eines Teeaufgusses 20 Tropfen einer entsprechenden Tinktur auf ein Glas Wasser geben und damit den Mund ausspülen und gurgeln.

In beiden Fällen - ob als Tee oder Tinktur - sind sowohl Kamille, Ringelblume, Salbei als auch Gundermann hilfreich. Sie können also jeweils auf ein bestimmtes dieser Heilkräuter zurückgreifen oder aber diese abwechselnd in ihren Behandlungsplan einbeziehen.

TINKTUR-BEHANDLUNG EINZELNER STELLEN IM MUND

Sind vor allem einzelne Stellen im Mund entzündet und schmerzhaft - wie beispielsweise beim Auftreten von Aphten - dann empfiehlt sich das vorsichtige Auftragen und gegebenenfalls Einmassieren dieser Stellen mit einem in eine Tinktur getauchten Wattestäbchen. Hierfür können Sie einige Tropfen der unverdünnten Tinktur in ein Glas geben, das Wattestäbchen damit tränken und dann die einzelnen Stellen damit behandeln. Wie bei den Mundspülungen mit Tee oder Tinktur auch, kommen hier vor allem Kamille, Ringelblume, Salbei und Gundermann zum Einsatz.

Verdauungsprobleme, Magen-Darm-Beschwerden

Der Bereich der Verdauungsprobleme ist recht groß und reicht von einfachem Völlegefühl, Aufstoßen, Sodbrennen und Blähungen bis hin zu hartnäckiger Verstopfung oder Durchfall.

Kleinere Befindlichkeitsstörungen können Sie gut mithilfe der Kräuter Ihrer Hausapotheke behandeln. Bei Beschwerden unklarer Ursache oder immer wiederkehrenden Problemen sollten Sie jedoch (mithilfe Ihres Hausarztes und seinen diagnostischen Möglichkeiten) der Ursache auf den Grund gehen, um auszuschließen, dass es sich um eine ernsthafte und schulmedizinisch behandlungsbedürftige Erkrankung handelt.

Da der Bereich selbst der harmlosen Beschwerden des Verdauungskanals so vielseitig ist, werden im Folgenden die einzelnen Beschwerdebilder individuell behandelt.

Übelkeit und Erbrechen

Übelkeit und Erbrechen hängen meist unmittelbar mit den Verdauungsorganen (Magen, Darm, Leber oder Galle) zusammen.

Vereinzelt können sie aber auch psychisch bedingt sein, wenn jemandem „etwas auf den Magen schlägt", „eine Laus über die Leber läuft" oder „die Galle gleich überläuft". Auch Angst, Aufregung und hormonelle Schwankungen können sich mitunter auf die Verdauungsorgane auswirken.

Bei einer Gehirnerschütterung kommt es meist ebenfalls zu Übelkeit mit oder ohne Erbrechen, da hier das Brechzentrum im Gehirn beteiligt ist. Auch die sogenannte „Seekrankheit", die als Reisekrankheit ebenfalls beim Auto- oder Busfahren auftritt, kann neben Schwindel auch Übelkeit und Erbrechen zur Folge haben.

Im Folgenden geht es jedoch lediglich um die im Verdauungstrakt selbst liegenden Ursachen für Übelkeit und Erbrechen.

Was kann helfen?

TEES BEI ÜBELKEIT UND ERBRECHEN

Als Tees sind vor allem Basilikum, Bohnenkraut, Kamille, Melisse, Ringelblume, Pfefferminze und Schafgarbe hilfreich.

Nehmen Sie einen Teelöffel Ihres gewählten Heilkrautes pro Tasse und lassen Sie den Tee etwa zehn bis 15 Minuten ziehen. Trinken Sie mehrmals eine Tasse davon.

Daneben kann das ein- oder mehrtägige Fasten (Verzicht auf feste Nahrung) den Verdauungstrakt zusätzlich entlasten.

KAMILLEN-ROLLKUR

Gießen Sie auf einen Esslöffel Kamillenblüten etwa 200 ml siedend heißes Wasser und lassen Sie den Tee zugedeckt zehn Minuten ziehen, bevor Sie ihn absieben. Trinken Sie den Tee diesmal ausnahmsweise so rasch wie möglich leer. Anschließend legen Sie sich ins Bett oder auf eine Isomatte. Zuerst legen Sie sich für drei bis fünf Minuten auf die rechte Seite. Dann drehen Sie sich auf den Bauch und bleiben so mindestens drei bis fünf weitere Minuten liegen. Nun rollen Sie sich nochmals herum, sodass Sie auf der linken Seite liegen und behalten diese Stellung ebenfalls für drei bis fünf Minuten bei. Als Letztes rollen Sie sich auf den Rücken und bleiben so für fünf Minuten liegen. Durch dieses Rollen wird der Kamillentee so im Magen verteilt, dass eine möglichst große Fläche Magenschleimhaut mit dem Tee in Berührung kommt.

Sie werden sich wundern, wie hilfreich so eine einfach auszuübende „Kamillen-Rollkur" sein kann. Wenn Sie keine Kamille vertragen oder mögen, können Sie die Kur auch mit einem Tee aus Ringelblumen oder Pfefferminze ausprobieren. Machen Sie diese „Rollkur" mehrmals täglich und bleiben Sie anschließend am besten für eine Weile im Bett liegen.

KRÄUTERBITTER (WIE LIKÖR, NUR OHNE ODER BITTE MIT WENIG ZUCKER)

Sehr oft helfen auch Kräuter mit Bitterstoffen in Form eines Kräuterbitters, den „verrenkten Magen wieder einzurenken", wie man früher sagte.

Einen solchen Kräuterbitter setzen Sie folgendermaßen an:
Nehmen Sie ein großes Bügelglas und geben Sie nacheinander eine Lage Löwenzahnblätter, eine Lage Schafgarbe, eine Lage Pfefferminze, eine Lage Salbei und eine Lage Bohnenkraut hinein, bis das Glas etwa zur Hälfte mit Kräutern gefüllt ist. Falls Sie sich den Trank so gar nicht ungesüßt vorstellen können, dürfen Sie ein wenig braunen Kandiszucker dazugeben. Nun füllen Sie das Glas mit dem Korn auf, bis alle Kräuter auch wirklich gut bedeckt sind. Nach sechs Wochen, in welchen Sie das Glas täglich einmal gut durchschwenken, dürfen Sie den Kräuterbitter abseihen, in die leere Kornflasche füllen und diese entsprechend beschriften.

Bei Übelkeit aufgrund zu vielen oder fetthaltigen Essens genehmigen Sie sich ein Gläschen dieses vorzüglichen Magenbitters.

Auch ein Pfefferminz-Melissenlikör kann den aufgeregten Verdauungstrakt beruhigen.

Völlegefühle und Blähungen

Oft, wenn auch nicht immer, gehen Völlegefühl und Blähungen Hand in Hand. Da hierbei ohnehin die gleichen Kräuter hilfreich eingesetzt werden können, werden die beiden Beschwerden hier gemeinsam behandelt.

Manchmal steckt eine Unverträglichkeit hinter den Symptomen oder aber das Essen ist zu reichlich oder fetthaltig ausgefallen. Doch auch ungenügendes, hastiges Kauen und Stress können zu Völlegefühl und Blähungen führen. Schwer verdauliche Nahrungsmittel wie Kohl oder einige Hülsenfrüchte können ebenfalls für die Blähungen verantwortlich sein. Auch ein Mangel an bestimmten Darmbakterien kann an den Beschwerden beteiligt sein. Es gibt also zahlreiche Ursachen für diese Art von Beschwerden.

Nehmen die Beschwerden jedoch an Intensität und Häufigkeit zu, sollten Sie das ärztlich abklären lassen, denn es könnte auch eine ernsthafte Erkrankung hinter den Symptomen stecken. In den meisten Fällen sind die Beschwerden jedoch eher harmlos und sprechen gut auf eine Behandlung mit entsprechenden Heilkräutern an.

Was kann helfen?

EINSATZ VON BOHNENKRAUT ALS KÜCHENGEWÜRZ ODER TEE

Das aromareiche Bohnenkraut, – ob ein- oder mehrjährig – ist ideal, um Völlegefühl und Blähungen schon im Vorfeld zu Leibe zu rücken. Wenn Sie zu Völlegefühlen mit oder ohne Blähungen neigen, sollten Sie Ihre Speisen großzügig mit diesem schmackhaften Kraut würzen. Doch auch als Tee wirkt sich das Bohnenkraut wohltuend auf den Magen-Darm-Trakt aus, wenn man sich an den Teegenuss aus Bohnenkraut auch erst einmal gewöhnen muss. Es lohnt sich: Denn Bohnenkraut ist seit vielen Jahren für seine entkrampfende, entblähende und verdauungsfördernde Wirkung bekannt.

MELISSENTEE GEGEN VÖLLEGEFÜHLE UND BLÄHUNGEN

Auch die Melisse hat sich seit vielen Jahren im Kampf gegen die genannten Beschwerden bewährt. Vor allem das sogenannte „Roemheld-Syndrom“, bei welchem teils große Gasansammlungen in Magen und Darm sogar die Atmung erschweren können, fällt unter die Domäne dieses Heilkrautes. Der gastrokardiale Symptomenkomplex, wie das Roemheld-Syndrom ebenfalls bezeichnet wird, kann mitunter sogar zu reflektorischen Herzbeschwerden führen und wird dann oftmals mit der gefürchteten Angina pectoris verwechselt.

Versuchen Sie es einmal bei Völlegefühlen mit Blähungen im Oberbauch mit dem Trinken von Melissen-Pfefferminztee. Nehmen Sie hierfür je einen Teelöffel Melissenblätter und Pfefferminzblätter auf eine Tasse Tee und trinken Sie bis zu fünf Tassen täglich. Die Melisse hat auch einen positiven Einfluss auf die Nerven, die bei Beschwerden dieser Art meist ebenfalls nicht ganz unbeteiligt sind.

Eine Melissen-, Pfefferminz oder Kamillen-Rollkur wirkt sich bei Blähungen ebenso wohltuend und entkrampfend aus.

Ebenfalls hilfreich (als Tee) sind Basilikum, Kamille, Ringelblume, Löwenzahn, Salbei, Schafgarbe und Gänseblümchen.

Eine Art Magenbitter aus Melisse und den anderen, hier genannten Kräutern (Herstellung wie unter dem Absatz „Übelkeit und Erbrechen" beschrieben) kann bei Völlegefühl und Blähungen zusätzlich gute Dienste leisten.

HILFT TROPFEN FÜR TROPFEN: DIE MELISSEN- ODER PFEFFERMINZTINKTUR

Eine Tinktur, – wie im vorigen Kapitel vorgestellt, – ist bei akuten Beschwerden manchmal schneller eingenommen als ein Tee, welcher erst vorbereitet werden und abkühlen muss. Bei schmerzhaften Blähungen und Völlegefühl kann daher auch eine Melissen- und/oder Pfefferminztinktur hilfreich sein. Hierfür können Sie bis zur Besserung dreimal täglich etwa 15 Tropfen einnehmen und dann mit jeder Einnahme zwei Tropfen weniger nehmen, bis die Beschwerden verschwunden sind.

Verstopfung

Vermutlich wird jeder ab und zu einmal unter Verstopfung (Obstipation) leiden.

Diese kann verschiedene Ursachen haben wie beispielsweise eine ballaststoffarme Ernährung, eine überwiegend sitzende Lebensweise mit zu wenig Bewegung, mangelhaftes Trinken, eine Fehlbesiedelung des Darmes und natürlich Stress.

Sollten Sie jedoch öfter unter Verstopfungen leiden, ist es ratsam, dies ärztlich abklären zu lassen, um eine ernsthafte Erkrankung ausschließen zu können.

Was kann helfen?

ERLEICHTERUNG DURCH HOLUNDERBEERENSAFT

Holunderbeeren enthalten eine als Anthrachinon bekannte Verbindung, die eine leicht abführende Eigenschaft aufweist. Hierfür trinken Sie bis zu fünfmal am Tag ein Glas (200 ml) Holundersaftschorle im Verhältnis zwei Teile Holundersaft auf einen Teil Sprudelwasser. Alternativ können Sie auch eine Handvoll getrockneter Holunderbeeren über Nacht in einem halben Glas Wasser einweichen und das Einweichwasser am nächsten Morgen auf nüchternen Magen trinken. Mindestens eine Woche lang sollten Sie die Holunderkur durchführen, wenn Sie unter akuter Verstopfung leiden. Ansonsten heißt es: Trinken, bewegen, trinken und nochmals bewegen...

KRÄUTERTEES GEGEN VERSTOPFUNG

Folgende Kräuter aus Ihrer Kräuterapotheke haben sich bereits hilfreich bei Verstopfung erwiesen: Kamille, Ringelblume, Holunderblüten, Löwenzahn, Melisse, Giersch und Schafgarbe. Gern können Sie diese Kräuter auch – je nach Geschmack – mischen. Trinken Sie täglich drei bis fünf Tassen eines Kräutertees und zwischendurch reichlich Wasser.

EIN WAMPERL-LIKÖR AUS IHREN HEILKRÄUTERN

Sie können aus den genannten Kräutern statt Tee auch einen „Wamperl-Likör" (bayerisch Wamperl = Bäuchlein) ansetzen.

Verzichten Sie bei der Zubereitung jedoch auf allzu viel Kandiszucker, der sich eher ungünstig auf die Darmflora und damit auf die Verdauungstätigkeit auswirkt.

Eine Mischung aus den genannten Teekräutern gegen Verstopfung ergibt einen vorzüglichen Wamperl-Likör. „Täglich ein Stamperl fürs Wamperl" heißt es dann.

Durchfall

Normalerweise entzieht der Dickdarm dem Nahrungsbrei Wasser, wodurch dieser eine festere Konsistenz erhält. Doch bei diversen Erkrankungen wie beispielsweise einer viralen oder bakteriellen Infektion oder durch andere Reize und sogar psychisch bedingt kann es unter anderem zu krampfartigen Bewegungen des Darmes und zu Durchfall kommen. Auch eine Dezimierung der Darmbakterien – beispielsweise nach einer längeren Antibiotikaeinnahme – kann einen wässrigen Stuhlgang und eine unzureichende Verdauung zur Folge haben. Hier kann ein probiotisches Präparat für Abhilfe sorgen.

Meist dient Durchfall jedoch dazu, dass unerwünschte und störende Erreger oder Substanzen so schnell wie möglich den Darm verlassen. Durchfall sollte also nicht sofort mit aller Gewalt unterdrückt werden.

Durchfallerkrankungen, die länger als drei Tage andauern, sollten Sie dennoch ärztlich abklären lassen, um sicherzugehen, dass keine ernsthafte Störung vorhanden ist.

Außerdem verlieren Sie gerade bei starkem und länger anhaltendem Durchfall neben Wasser auch jede Menge Elektrolyte, die Sie dann mit einem entsprechenden Präparat ersetzen sollten.

Was kann helfen?

KAMILLENTEE, GIERSCH UND MELISSE ALS BAUCHFLÜSTERER

Die Kamille kann – wie auch der Giersch – sowohl bei Verstopfung als auch bei Durchfall helfen, da sie eine stuhlausgleichende Wirkung besitzt. Zudem wirkt sie entkrampfend, was sich zusätzlich beruhigend auf die Darmnerven und die aufgewühlte Darmmuskulatur auswirkt.

Die Melisse kommt vor allem bei nervös bedingtem Durchfall zum Einsatz. Generell wirkt sie sehr gut bei verschiedenen Verdauungsbeschwerden, die mit Blähungen, aber auch Durchfall einhergehen können.

Nehmen Sie einen Teelöffel Kamillenkraut/Blüten, Giersch oder Melissenblätter pro Tasse und lassen Sie den Tee etwa acht bis zehn Minuten ziehen. Trinken Sie bis zu sechs Tassen täglich schluckweise über den Tag verteilt.

KAMILLEN-ROLLKUR

Auch bei Durchfall ist die Kamillen-Rollkur ein probates Mittel und beruhigt den kranken Darm. Führen Sie die Kamillen-Rollkur wie bei Übelkeit und Erbrechen beschrieben durch. Gern können Sie hierfür statt der Kamille auch die Ringelblume verwenden, die sich ebenfalls günstig auf den Verdauungstrakt auswirkt.

Extra-Tipp: Trinken Sie gut, damit Sie die verloren gegangene Flüssigkeit wieder ersetzen. Daneben sollten Sie bis zur Besserung auf feste Nahrung verzichten. Eine gut durchgegarte, pürierte Karottensuppe mit wenig Salz (Morosche Karottensuppe) kann sich dagegen günstig auf den Darm auswirken.

Frühjahrsmüdigkeit

Die bekannte Frühjahrsmüdigkeit kann vielerlei Ursachen haben. Meist ist es eine Mischung aus einem Vitamin-D-Mangel aufgrund zu wenig Sonnenexposition und einer Ernährung, die arm an Vitalstoffen und lebendigem Grün ist. Dies begünstigt eine mangelhaft besiedelte Darmflora, die sich wiederum ungünstig auf die Verdauungstätigkeit und die Nährstoffverwertung auswirken kann.

Was kann helfen?

RAUS UND KRÄUTER SAMMELN

Gegen Frühjahrsmüdigkeit hilft am besten ein täglicher Spaziergang in der Natur. Hier erhalten Sie nicht nur eine Dosis Sonne, die Ihre Vitamin-D-Produktion ankurbelt. Sie können auch gleichzeitig fleißig Löwenzahnblätter sowie Brennnesseln sammeln. Denn beide Kräuter enthalten vor allem in frisch gepflücktem Zustand jede Menge entgiftende, entwässernde und erfrischende Wirkstoffe. Junger Giersch trägt mit seinem hohen Vitamin-C-Gehalt und sonstigen Vitalstoffen ebenfalls zur Vitalisierung im Frühjahr bei.

FRÜHJAHRSKOMBI: LÖWENZAHN, GIERSCH UND BRENNNESSEL

Die Löwenzahn- und Gierschblätter eignen sich vor allem als Zusatz für einen täglichen Salat, Giersch und Brennnessel auch für Smoothies. Frischer Löwenzahn wirkt leicht entwässernd, füttert Ihre hungrigen Darmmikroben und ist vor allem blutreinigend – alles wichtige Maßnahmen gegen die Frühjahrsmüdigkeit. Giersch wiederum enthält sehr viel Vitamin C und ist ein wahrer Fitmacher – nicht nur für das Immunsystem.

Giersch und Brennnessel können Sie ebenso wie Spinat oder als Suppe zubereiten. Die Brennnessel enthält vor allem jede Menge Eisen, welches unter anderem bei der Sauerstoffversorgung des Blutes eine wichtige Rolle spielt. Auch dies mag ihre Wirkung gegen die Frühjahrsmüdigkeit erklären.

Daher empfiehlt sich auch die Herstellung eines Brennnesselpulvers. Hierfür trocknen Sie die Brennnesselblätter (sie müssen knistern) und mahlen sie nach dem Abkühlen in einer Kaffee- oder Gewürzmühle zu einem feinen Pulver. Dieses können Sie auf Suppen, Käsebrote oder in den Salat streuen und erhalten so das ganze Jahr über Ihre tägliche Dosis Brennnesselgrün.

Stumpfe Verletzungen

Es kommt gar nicht so selten vor, dass man sich irgendwo stößt und unter den Folgen einer Prellung leidet. Doch auch ein schmerzhafter Knochenbruch oder einer Knochenhautentzündung gehören zu den am häufigsten vorkommenden Verletzungen. Neben einer ärztlichen Behandlung, – falls notwendig, – können Sie selbst auch etwas zur Heilung und zur Linderung Ihrer Symptome beitragen.

Was kann helfen?

STARKE KOMBI: GÄNSEBLÜMCHEN- UND BEINWELL-SALBE

Bereiten Sie sich eine Salbe aus einem Gänseblümchen-Beinwell-Öl an. Falls Sie nur eines der beiden Kräuter bzw. der daraus hergestellten Ölansätze zur Hand haben sollten, ist das auch in Ordnung. Massieren Sie die betreffende Stelle vorsichtig mehrmals am Tag ein.

Für den Ölansatz geben Sie eine möglichst klein geschnittene, trockene Beinwellwurzel sowie einige der ebenfalls getrockneten Beinwellblätter und Gänseblümchen in ein entsprechendes Gefäß und füllen dieses mit Öl auf, bis alle Pflanzenteile mit Öl bedeckt sind. Der Ansatz muss nun für 6 bis 8 Wochen ziehen, bevor Sie ihn abseihen und eine beliebige Menge davon für die Herstellung Ihrer Heilsalbe verwenden können.

UMSCHLÄGE AUS GÄNSEBLÜMCHEN-BEINWELL-ESSIG

Für den Fall einer Knochenhautentzündung oder einer Verletzung ohne offene Wunde sind auch Umschläge bzw. Wickel aus einem selbst hergestellten Gänseblümchen-Beinwell-Essig.

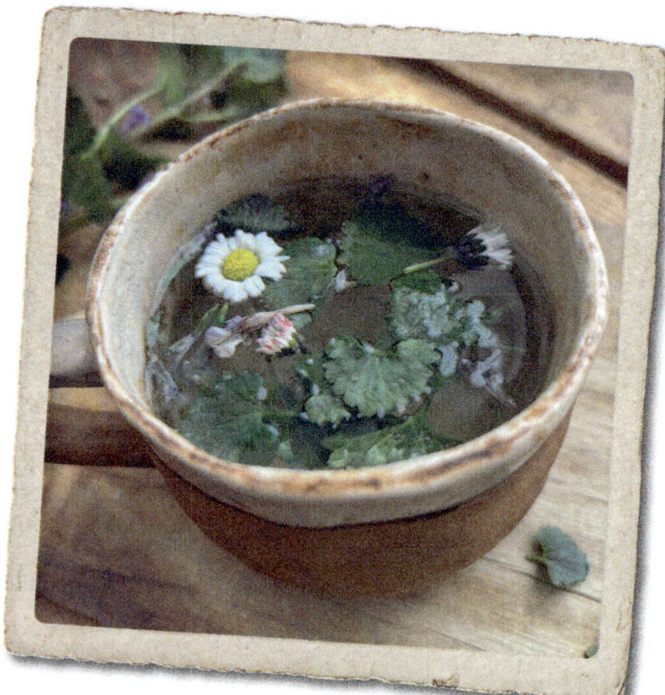

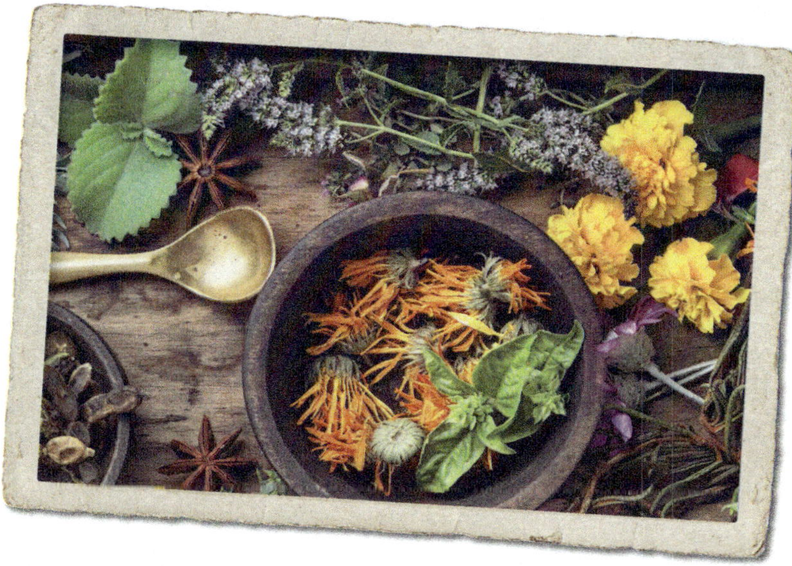

Schlusswort

Lieber Leser, liebe Leserin,

Sie sehen: Die Zusammenstellung und richtige Anwendung einer kleinen Hausapotheke ist gar nicht so schwer.

Selbstverständlich ist die in diesem Buch beschriebene Liste der heilkräftigen Pflanzen und deren Anwendung keinesfalls vollständig. Zahlreiche weitere Kräuter und deren Heilwirkungen warten darauf, von Ihnen entdeckt zu werden.

Das vorliegende Büchlein will Ihnen viel mehr als Anregung dienen, selbst tätig zu werden, hinaus in die Natur bzw. den Garten zu gehen und zu erkennen, wie viel Heilkraft Sie hier für zahlreiche Alltagsbeschwerden finden können. Das Ansetzen von Tinkturen und Ölauszügen, die Herstellung von Heilsalben und nicht zuletzt das Sammeln und Trocknen der duftenden Kräuter selbst ist zudem ein kreativer Akt, der Ihnen viel Freude bereiten wird.

Sie werden – egal zu welcher Jahreszeit – aufmerksamer durch die Natur gehen als je zuvor und mit etwas Übung wissen, an welchen Stellen Ihrer Umgebung „Ihre" Heilpflanzen wachsen. Mit der Zeit wissen Sie – ohne nochmals nachlesen zu müssen, – welches Kraut gegen welche Beschwerden hilft. Von Ihrem neu erworbenen Wissen werden Sie in vielerlei Hinsicht ein Leben lang profitieren.

Und wenn es bei den gängigsten Mitteln in der Apotheke wieder einmal Lieferschwierigkeiten gibt, können Sie auf viele Ihrer selbst hergestellten Haus- oder Volksheilmittel und Ihre gesammelten Kräuter aus der Natur zurückgreifen und sind so bestens gewappnet, wenn der nächste Schnupfen kommt.

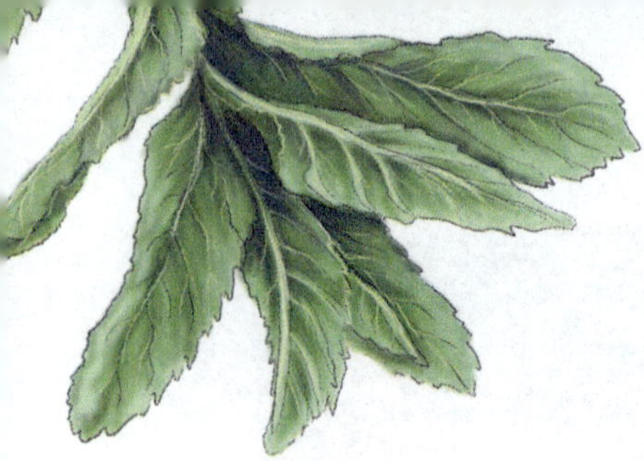

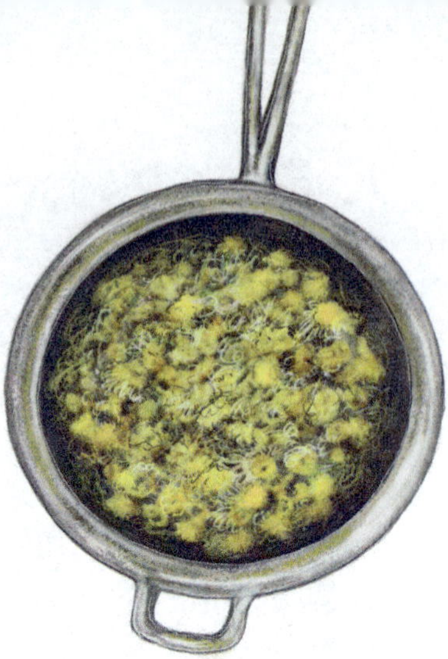

IMPRESSUM

ISBN – 978-3-9824431-3-3

Autor wird vertreten durch
Moritz Noder
Bliggergasse 5
69239 Neckarsteinach

Covergestaltung & Konzept
Denise Gahn | denisegahn@gmx.de | denisegahn.com

Jahr der Veröffentlichung
2023

Verantwortlich für den Druck
Amazon Distribution GmbH Leipzig

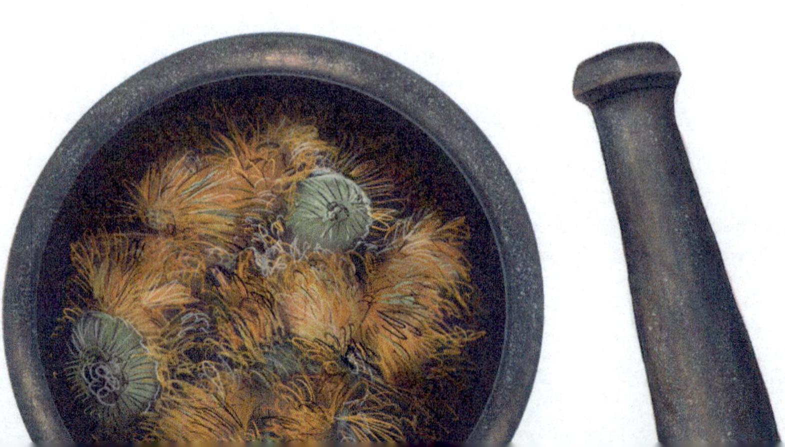

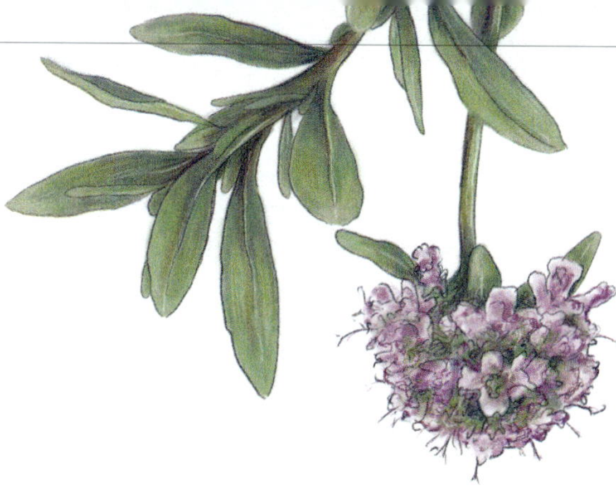

Sie haben Fragen, Kritik oder Anregungen?

Senden Sie uns gerne Ihr Feedback an

INFO@DAS-SCHLAUEBUCH.DE

Nur so können wir uns und unser Buch stetig weiterentwickeln.

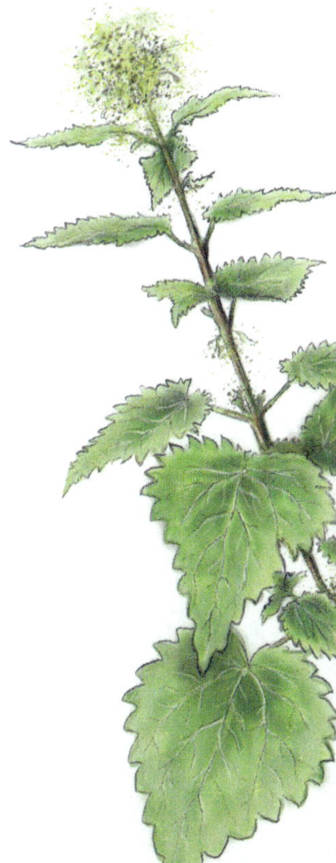

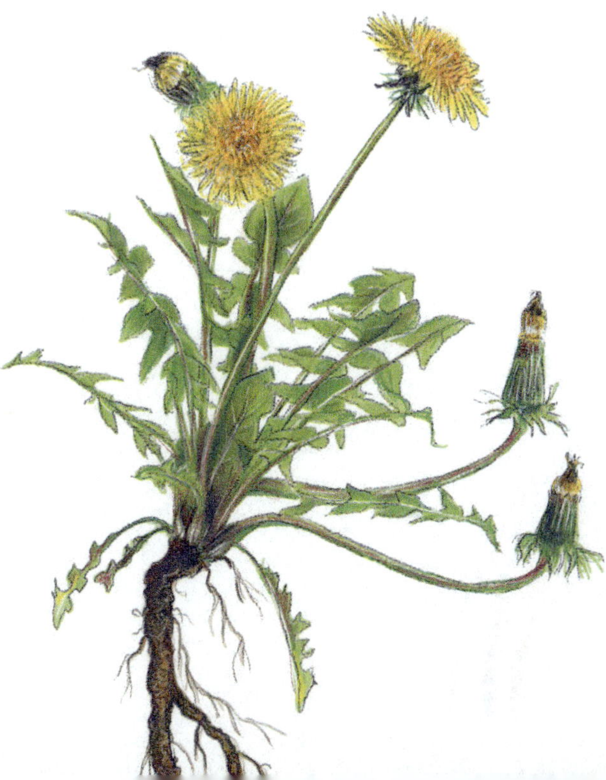

Printed by Amazon Italia Logistica S.r.l.
Torrazza Piemonte (TO), Italy

51216463R00071